JN298405

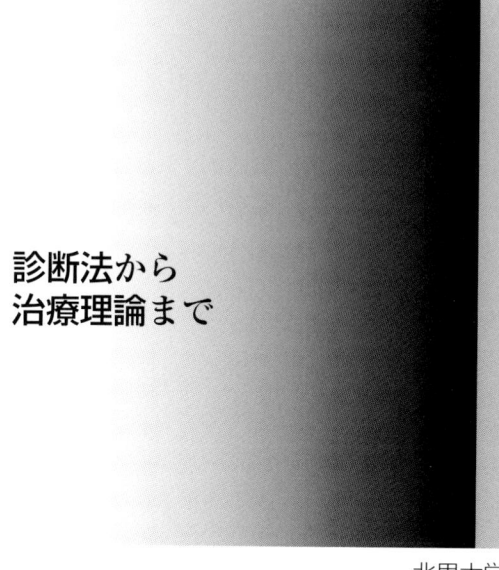

失語症言語治療の基礎

診断法から治療理論まで

著──紺野加奈江

北里大学医療衛生学部リハビリテーション学科

診断と治療社

著者まえがき

　「言葉はどのようにして発せられるのであろうか」という言語学専攻の学生時代の素朴な疑問の答えを求めて，気がつくと失語症言語治療の世界に迷い込んでいました．言語聴覚士の国家資格ができてこの数年，言語聴覚士になろうと入学して来た学生の皆さんをみていて感じることは，短時間に消化しなければならないことが多すぎるためか，ともかく覚えることに必死で，「何故そうなのか」と問う余裕がないことです．しかし，失語症言語治療の臨床で最も必要となるのは丸覚えの知識ではなく，個々の患者に適したオーダーメードの訓練を組み立てる強固な論理性と柔軟な発想です．この意味するところは決して先達が蓄積してくれた知識を無視することではなく，むしろこれを使いこなすことにあります．

　本書の目的は，その膨大な先達の知識を客観的に収集することではなく，むしろ最小限の基礎知識と道具である検査の本質を知り，これを使いこなして如何に効率的に患者の症状を評価するかにあります．的確に患者の症状を把握できれば，おのずと適切な治療プログラムは導き出されるからです．

　執筆に当たってもう一つ強調したかったことは，脳は全体として機能しているのであり，言語症状に終始していたのでは不十分だということです．言語治療の目的はあくまでコミュニケーション能力を高めることであり，コミュニケーションは言語だけでなく，その他の高次脳機能との総合的結果として生まれるものだからです．

　本書は読者として，初めて失語症言語治療学を学ぶ学生や一人職場で働く経験の少ない言語聴覚士を想定しています．そのため，参考文献は必要最小限に留め，表現も誤解を恐れず断定的なものにしました．また，インテークシート等，臨床ですぐに必要となるもののサンプル，市販されていない検査の検査法を掲載しました．これらの道具を自由に使いこなし，「何故この訓練法なのか」を常に自問自答できる臨床家であってもらいたいと願っています．

　最後に，筆者を教え育んで下さった諸先生方，励まし支えてくれた友人と家族，忍耐強くお世話下さった出版社の皆さんに心から感謝します．

もくじ

Aphasia

第1章　失語症の基礎知識 ··· 1
　A．失語症の定義 ··· 1
　B．大脳構造の基礎知識 ·· 2
　C．高次脳機能の基礎知識 ·· 7
　D．言語モデルの基礎知識 ··· 16
　E．言語とコミュニケーション障害 ································· 24
　F．失語症の症状の基礎知識 ······································· 28

第2章　失語症のタイプ分類 ····································· 37
　A．古典的分類 ·· 37
　B．皮質下性失語について ··· 52
　C．失語症周辺の言語障害 ··· 54
　D．特殊な失語症 ··· 63
　E．その他の失語症 ··· 64
　F．言語聴覚士 Schuell の失語症分類 ······························ 66

第3章　失語症の評価 ·· 69
　A．評価の枠組 ··· 69
　B．評価の流れ ··· 69
　C．インテーク面接（初回面接） ··································· 70
　D．鑑別診断 ··· 78
　E．掘り下げ検査：治療計画を立てるための評価 ····················· 87
　F．その他の高次脳機能障害の評価 ································ 108
　G．画像診断 ·· 135

第4章　失語症の言語治療 ······································ 139
　A．言語治療の背景 ·· 139
　B．急性期の言語治療 ·· 140
　C．慢性期の言語治療 ·· 141
　D．治療計画 ·· 142

E. 訓練の流れ …………………………………………… 143
F. 言語訓練法の理論的枠組み ………………………… 143
G. 各種訓練法 …………………………………………… 152
H. 仮名文字訓練法 ……………………………………… 160
I. 言語運用の訓練 ……………………………………… 162
J. 拡大・代替コミュニケーション（AAC） ………… 163
K. グループ訓練 ………………………………………… 164

第5章　発語失行 ……………………………………………………… 167

A. Broca と"aphemie（構音不能）" ………………… 167
B. Marie と"anarthrie（重度の構音障害）" ………… 168
C. 発語失行と Darley …………………………………… 168
D. 鑑別診断 ……………………………………………… 169
E. 発語失行の特徴 ……………………………………… 171
F. "外国なまり（foreign accent）"症候群と発語失行 …… 176
G. 発語失行と流暢性評価 ……………………………… 177
H. 発語失行と口腔顔面失行 …………………………… 180
I. 発語失行の責任病巣 ………………………………… 180
J. 症状分析 ……………………………………………… 181
K. 訓　練 ………………………………………………… 183
L. 予　後 ………………………………………………… 187

参考文献 …………………………………………………………………… 188

索　引 ……………………………………………………………………… 192

失語症の基礎知識

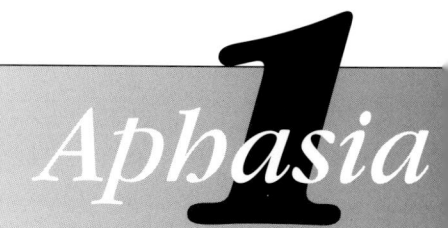

A. 失語症の定義

　　　　いったん獲得された言語が限局性の大脳病変により障害されるもので，痴呆などの全般的な知能低下や失行，失認，構音障害など，他の機能障害によって二次的に生じているものではない症状群を失語症と呼ぶ．一般に失語症は，"話す"，"聴く"，"書く"，"読む"の言語のすべてのモダリティ（様式）を障害し，その中核症状は喚語障害にある．

　　これをもう少し説明すると"いったん獲得された言語"というのは，失語症が言語習得期以降およそ5歳以降で起こり，典型的には成人で起こる障害であることを意味する．

　　小児期の失語は"小児失語"と呼ばれ，成人の失語とは異なる特徴をいくつか有するものの，後天性の大脳の限局病変を持っている点で成人の失語症と共通する．他方，明らかな後天性の大脳病変は持たないが，知能や他の高次脳機能に比べて言語機能の獲得が遅れ，かつ長期にわたり喚語障害が見られるなど一般的な言語発達遅滞と異なる特徴を示す場合に"発達性失語症"と呼ぶこともあるが，言語発達遅滞との違いがそれほど明確なものでないために必ずしも確立した概念ではない．

　　さらに，失語症は"限局性の大脳病変により障害される"必要があるので，CTやMRI等で病巣が確認できていることが望ましい．

　　また，"他の機能障害によって二次的に生じているものではない"とは，同じ大脳病変で注意障害，痴呆，記憶障害，失行，失認，構音障害などの高次脳機能障害が生じ合併の可能性があるので，これらが原因で質問に答えられなかったり，文字が書けないのではないことを確認する必要がある．

失語症が"大脳"病変によって起こる"言語"の障害で，他の"高次脳機能"障害により二次的に生じたものでない限り，失語症の言語治療に携る者は少なくとも"大脳""言語""高次脳機能"という3つの領域の基礎知識を持たなければならない．これは言わば"失語症"という新しい世界を知る手始めに，そこで使われている言葉を学ぶようなものであり，言葉が増えるだけで世界がわかるわけでは必ずしもないであろうが，その世界でコミュニケーションするのには必要な条件である．

以下，大脳の構造に関する基礎知識，高次脳機能に関する基礎知識，言語に関する基礎知識を簡単に述べる．詳しくはそれぞれの専門書に委ねる．

B．大脳構造の基礎知識

大脳はまず，左脳と右脳の2つの半球に分けられる．各大脳半球の外側面は4つの葉，すなわち前頭葉，頭頂葉，側頭葉，後頭葉に分けられる（内部には島葉があるので5葉となる）．それぞれの葉は脳溝と呼ばれる溝と脳回と呼ばれる溝の間の隆起により形作られている．

前頭葉は後方を中心溝（Rolando溝）で，側方をSylvius溝あるいは裂（外側溝）で分けられており，その範囲が最もわかりやすい．前頭葉に続く頭頂葉は中心溝で前方を区切られ，内側面では頭頂後頭溝で後頭葉と分けられるが，外側面では頭頂葉と側頭葉，側頭葉と後頭葉の境界が必ずしも明確ではない．そこで便宜上，外側面では後頭前切痕と頭頂後頭溝の上端とを結ぶ線を引き，これとSylvius溝後枝との最短距離を結ぶ線により分けている（図1-1）．

前頭葉の外側面には中心溝の前方にこれに平行な溝，中心前溝とその間の隆起である中心前回がある．この溝に垂直に上前頭溝，下前頭溝があり，これによって分けられる3つの脳回，上から上前頭回（第一前頭回），中前頭回（第二前頭回），下前頭回（第三前頭回）がある（図1-2）．下前頭回はSylvius溝の前枝と上行枝により眼窩部，三角部，弁蓋部の3つに分かれる．左半

図 1-1
左半球外側面に見える 4 つの葉

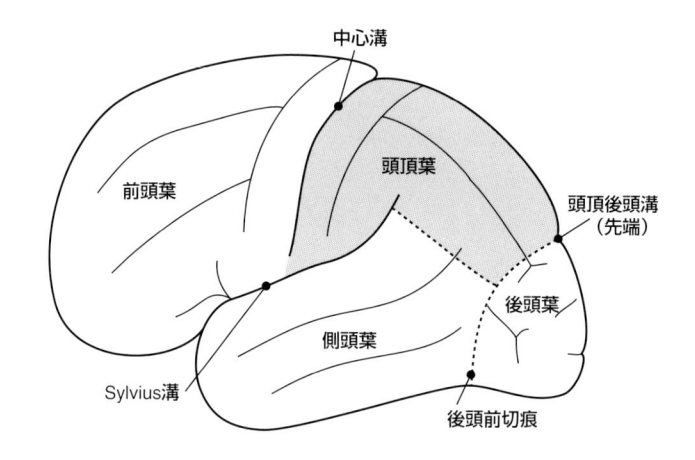

球の三角部の後部と弁蓋部が Broca 領野である．上内側面には内側前頭回，中心溝の上端を取り囲む中心傍小葉がある（図1-3）．下面には最も内側に直回が前後に走り，その外側に眼窩回がある（図1-4）．

頭頂葉の外側面は中心溝の後方にこれに平行な溝，中心後溝があり，その間に中心後回がある．つまり，中心前溝，中心溝，中心後溝は川の字のように 3 本平行に並んでおり特徴的なので CT や MRI 上で部位を同定する際に役に立つ．頭頂葉の中心後

図 1-2
左半球外側面の脳回と脳溝

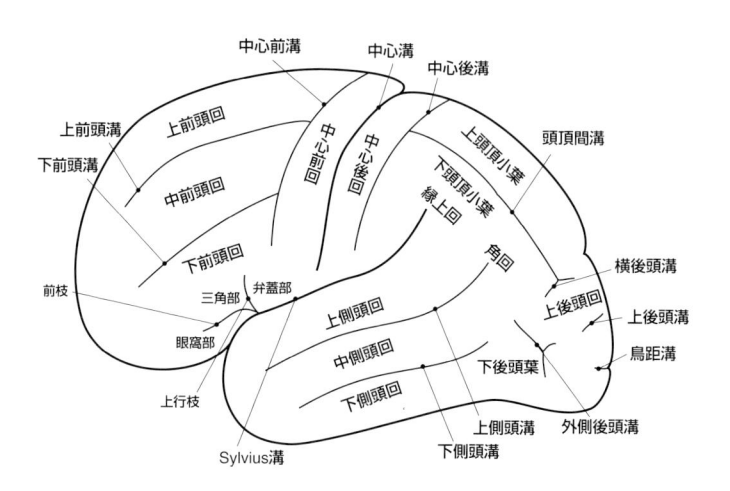

図 1-3
右半球内側面の脳溝と脳回

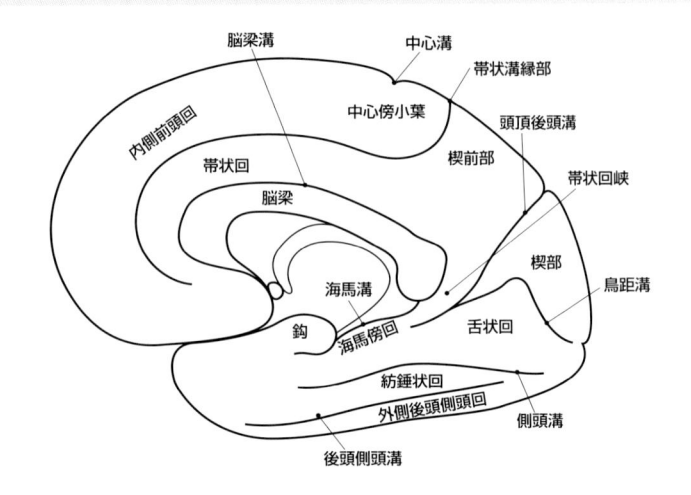

溝より後方の領域は頭頂間溝で上下2つに分けられる．すなわち上頭頂小葉と下頭頂小葉である．下頭頂小葉にはさらにSylvius溝の後端を囲む縁上回と上側頭溝の後端を囲む角回がある（図1-2）．上内側面の前方には先ほどの中心傍小葉があり，後方には楔前部がある（図1-3）．

側頭葉の外側面はちょうど前頭葉のように，2つの溝すなわち上側頭溝と下側頭溝によって3つの脳回，上側頭回（第一側頭回），中側頭回（第二側頭回），下側頭回（第三側頭回）に分けられる．Sylvius溝を開くと上側頭回の背側面には横側頭回（Heschl横回）が見られる．Wernicke領野は第一側頭回の後部である．下面では前後に走る後頭側頭溝とこれにほぼ平行で内側を走る側副溝があり，外側後頭側頭回，内側後頭側頭回（紡錘状回），舌状回を分けている．これらは後頭葉から側頭葉にまたがって走っており，特に舌状回はほとんどが後頭葉に属している（図1-3，図1-4）．

後頭葉の外側面では頭頂間溝の後端に横に走る横後頭溝，さらに後方に上後頭溝や外側後頭溝があるが，失語症の分野ではあまり出てこない（図1-2）．むしろ，内側面には視覚中枢として重要な鳥距溝がありこの後端が外側面にも見える．内側面のこの鳥距溝と頭頂後頭溝で囲まれた三角の部分は楔部と呼ばれる．

図 1-4
右半球下面の脳溝と脳回

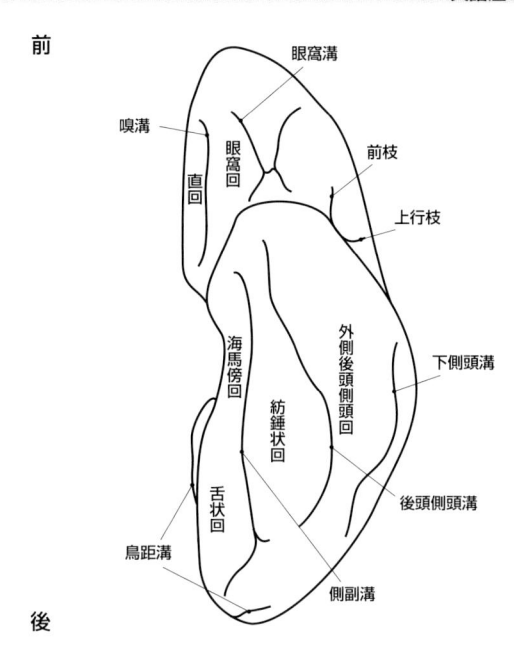

半球内側面のより中心部分には辺縁回と呼ばれる帯状回，帯状回峡，海馬傍回があるが，これらはどの葉に属していると分けることができない（図 1-3）．

　以上のような大脳半球の表面は神経細胞が集まってできており大脳皮質（灰白質）と呼ばれている．大脳半球の内部は神経線維で満たされており大脳髄質（白質）と呼ばれる．神経線維は大きく連合線維，交連線維，投射線維に分けられる．

　連合線維は半球内の皮質を前後に結合するもので，上縦束（中前頭回から後頭葉や側頭葉へ，特に側頭葉へ行くものを弓状束と呼ぶ），前頭後頭束（前頭葉から後頭葉へ），鈎状束（前頭葉下部と側頭葉前部を結ぶ），帯状束（帯状回の短い連合線維），下縦束（側頭葉の前部から後頭葉へ，側頭後頭束とも呼ばれる）がある（図 1-5）．

　交連線維は左右の大脳半球を結ぶ線維で脳梁（新皮質を結合），脳弓交連（左右の海馬体，海馬傍回等を結合），前交連（嗅脳，側頭葉皮質，扁桃体等を結合）がある．

1—失語症の基礎知識

図 1-5
長連合線維
大脳半球上外側面（A）と内側面（B）に投影した連合神経路，および（A）（B）の矢印の高さの前頭断面（C）における連合神経路の位置を示す.
新見嘉兵衛：神経解剖学. p148，朝倉書店，1976 より

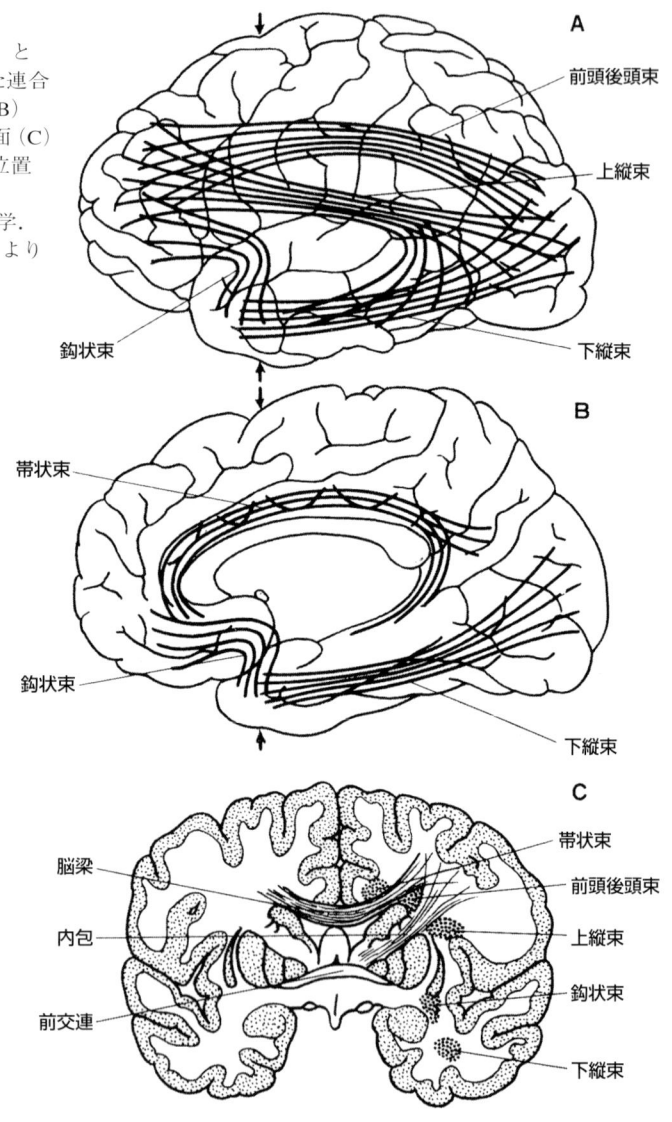

A
前頭後頭束
上縦束
鈎状束
下縦束

B
帯状束
鈎状束
下縦束

C
脳梁
内包
前交連
帯状束
前頭後頭束
上縦束
鈎状束
下縦束

　　投射線維は上下を結合するもので，多くは内包および放線冠を通る．主なものに運動野（中心前回，後回）から橋の脳神経核へ向かう皮質橋路，脊髄前核細胞に向かう皮質脊髄路など錐体路と呼ばれる遠心系のもの，逆に末梢から視床を経て感覚野（中

図 1-6
脳室および基底核（水平断）

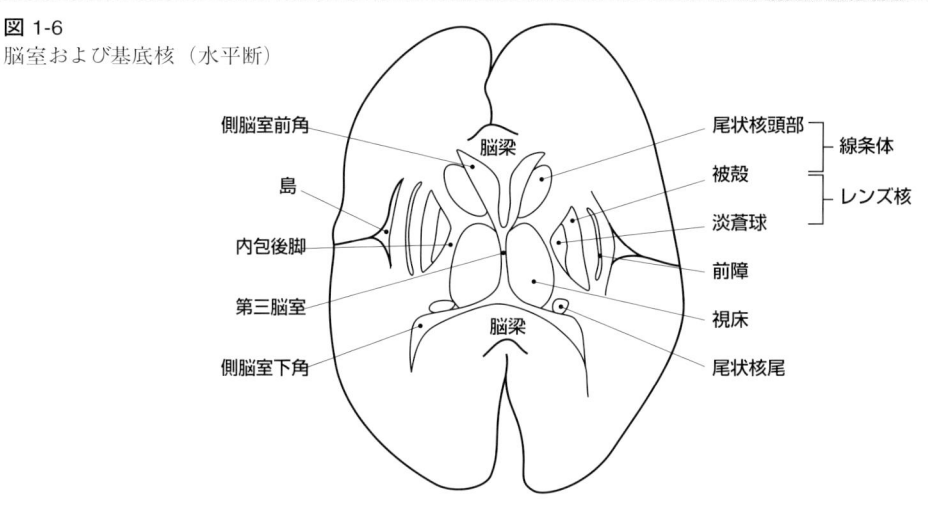

心後回）に入る体性感覚系の脊髄視床路など求心系のものがある．同様に視覚と聴覚も求心系の投射線維で感覚器官と結ばれている．視神経は視交叉で左右が合流した後，また2つに分かれて外側膝状体に入り，視放線となって後頭葉の視覚野（17野）に至る．聴神経は内側膝状体に至り，聴放線となり側頭葉のHeschl横回（41，42野）に達する．

　大脳の深部には基底核と呼ばれる灰白質がいくつかある．これらは尾状核，被殻，淡蒼球，前障などの大脳基底核と視床である．また，尾状核と被殻を合わせて線条体，被殻と淡蒼球を合わせてレンズ核と呼ぶ．視床は視床下部などとともに間脳を形成する．また，脳脊髄液に満たされている脳室の側脳室が大脳の内部に見られる．側脳室は前角，体部，下角，後角に区別される（図1-6）．

C．高次脳機能の基礎知識

　言語はヒトに特殊で重要な機能ではあるが，認知や記憶といった他の高次脳機能とかけ離れて存在するわけではなく，大脳という同じ基盤の情報処理の流れに沿って機能している．だから，言語症状のみに終始して脳から目を離したのでは失語症の臨床はできない．言葉は靴音や音楽と同じように耳から入り，文字は物品

や絵と同じように目から入り，歯ブラシを持って磨く手で鉛筆を持って文字を書くことを忘れてはならない．

1. 大脳機能の局在と統合

大脳皮質を細胞構築的な観点から47の分野に分けた脳地図がBrodmann（ブロードマン）により作成されている（図1-7）．脳の機能はこのBrodmannの脳地図と対応させていることが多い．たとえば一次聴覚野は41野，一次視覚野は17野，一次体性知

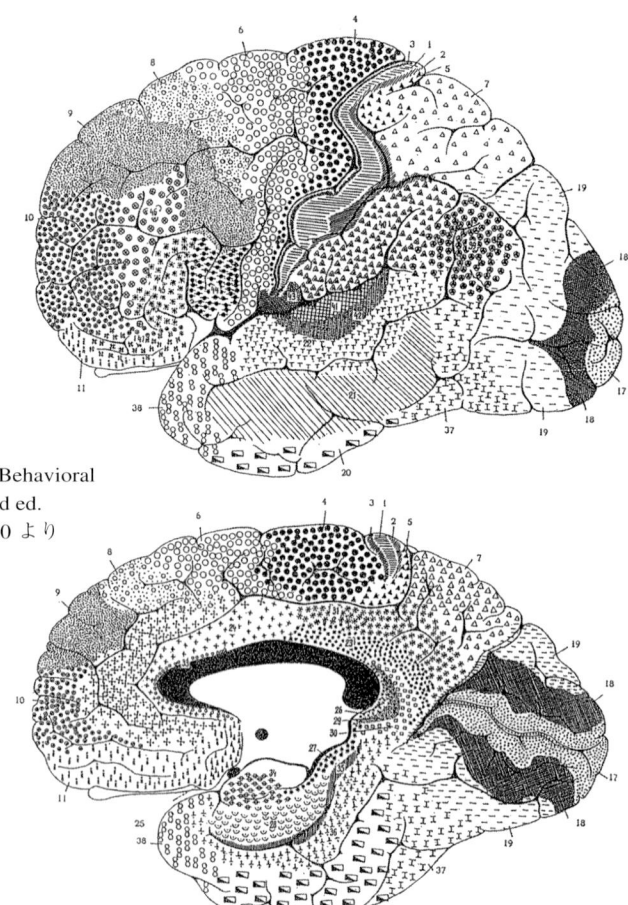

図1-7
Brodmannの脳地図
Mesulam MM: Principles of Behavioral and Cognitive Neurology, 2nd ed. Oxford University Press, 2000 より

覚野は3，1，2野，一次運動野は4野などである．言語機能に関するものとしては，Broca領野は44野，45野，Wernicke領野は22野，縁上回は40野，角回は39野となる．

　Mesulam（2000）によれば，これらの領野はその特性により大きく5つの種類に分けられる．

　一つは一次感覚野と一次運動野で，視覚中枢，聴覚中枢，体性感覚中枢と運動野と呼ばれるものがこれに入る．二つめは様式特異性連合野で視覚のみ，聴覚のみ，体性感覚のみ，運動のみなど単一の様式内処理がなされる部分であり，それぞれ視覚連合野，聴覚連合野，体性感覚連合野，運動前野と呼ばれる．三つめは様式特異性連合野を統合して処理する多様式的連合野である．これには頭頂連合野（39野，40野と7野の一部），側頭連合野（21野，36野），前頭連合野（前頭前野）が入る（図1-8）．四つめと五つめはそれぞれ，傍辺縁系（側頭極─前頭葉眼窩部尾側─島葉前部─帯状回─海馬傍回など）と辺縁系（中隔野─無名質─扁桃体─嗅脳皮質─海馬など）である．これらは記憶や学習，感情，身体情報と精神活動との結合，痛み，臭い，味の知覚に関係している．主に眼窩回や前頭葉内側により，前頭連合野と連絡して固体内の情報（過去の記憶，現在の身体情報，欲求，感情，意欲等）を伝え，後方連合野からの外界の情報とともに反応・行動を形成している．

　上記のような基盤の上に働く，いくつかの機能システム（ある機能のために共同して働く単位）が現在知られており，その一つが言語である．ほかには注意，認知，記憶，行為，実行機能等があるが，このうち注意と実行機能はある意味で他の機能とは異なるレベルの機能である．注意は他の機能を下支えしている機能であり，注意が障害されれば，その上に乗っている機能もうまく働かない．実行機能はその名のとおり，記憶や言語などの個々の機能を状況に合わせて選択・統合し，行動として表出する機能なので，これが障害されると個々の機能が保たれていてもうまく使えない．つぎに個々の機能システムについて概観する．

　"注意"はいわゆる"意識"を司る上行性網様体賦活系（ARAS）

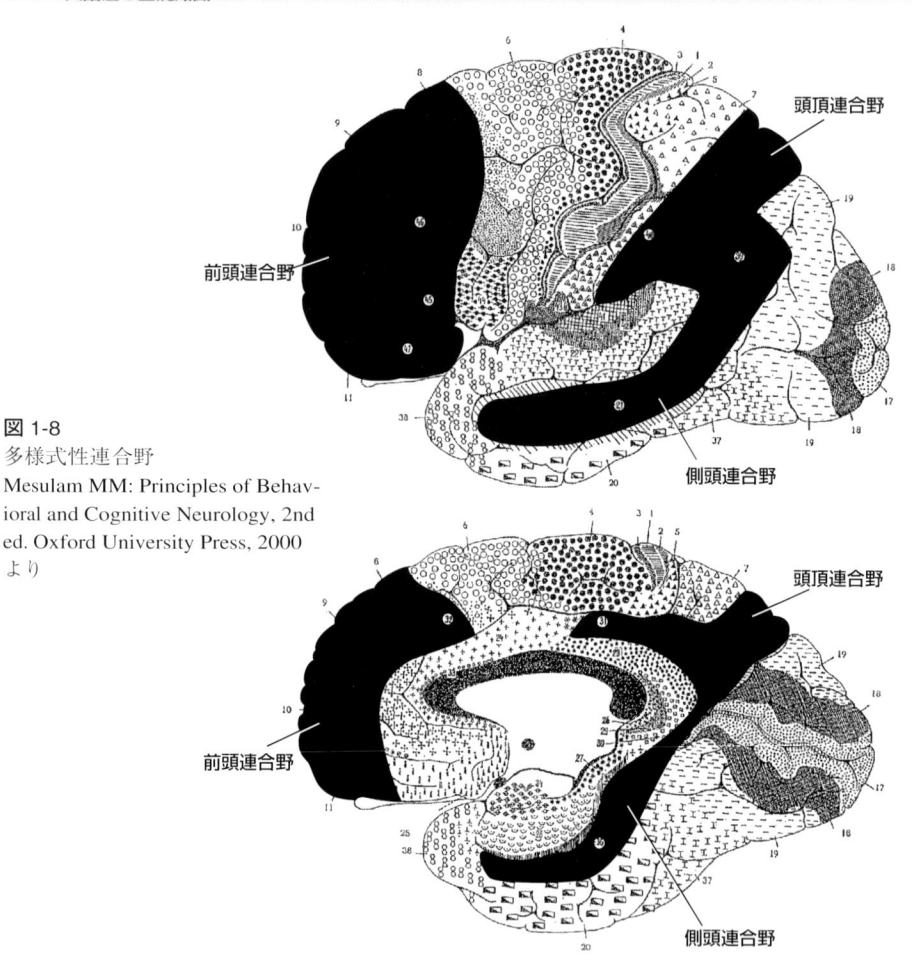

図 1-8
多様式性連合野
Mesulam MM: Principles of Behavioral and Cognitive Neurology, 2nd ed. Oxford University Press, 2000 より

が基礎となり，その上に注意の持続，切り替え，選択そして全体を見渡す注意などの一般的な"注意"がある．このうち先の3つの"注意"は主に前頭葉が，最後の空間的注意は主に右頭頂葉後方が制御している．さらに"自分が誰で，今，何処で何をしているか"を把握する見当識も前頭葉が司っており，前頭葉は自分の内側への"注意"を，頭頂葉後部は外界への"注意"を制御していると考えられている（Mesulam, 2000）．

"認知"は視覚，聴覚，体性感覚がよく知られており，また，

その仕組みも互いによく似ている．なかでも視覚認知と聴覚認知は"読む"と"聴く"に直接関わるもので，失語症にとっても重要であるので簡単にふれておこう．

まず視覚であるが，第一次視覚野（17野）では細胞の反応嗜好性が方向，運動，色彩，長さ，明度などにが分かれているが，まだ，単に"見える"だけである．続く様式特異性視覚連合は18，19野と紡錘状回の一部と中および下側頭回（37野，20野，21野）である．ここにきて，舌状回の後方と紡錘状回で色彩，中側頭回後部で"動き"，紡錘状回から舌状回あるいは下後頭回移行部で"形"や"パターン"など，属性の抽出が行われる．

続いて顔や物体は紡錘状回の中央部（37野，20野），文字単語はその側方（あるいは側頭後頭領域）とカテゴリーを形成するが，ここでは知人の顔とそうでない顔の区別，あるいは実在語と非実在語の区別はまだない．他方，後頭頭頂葉（19野と7野の接合部）では視空間認知を行う．

このように視覚情報は物体，顔，文字の認知を行なう下方（側頭葉方向）へ向かうものと，視空間の認知に関わる上方（頭頂葉上部）へ向かうものとに分かれる．物体，顔は聴覚情報など他の様式の情報と側頭葉多様式性連合野で統合され，初めて意味や重要性が出現する（Mesulam, 2000）．最近の脳代謝あるいは血流画像であるPET（positron emission tomography）の研究でも，文字の形態認知には左の舌状回，紡錘状回，中・下側頭回後部が重要であることが確認されている（櫻井，1999）．

以上のような視覚性認知の流れに従い，第一次視覚野の損傷あるいはそこに情報が至らない場合（両側視放線あるいは両側有線野）は視力が消失する（皮質盲：cortical blindness）．両側の頭頂後頭葉病変では精神性注視麻痺（随意的に視線を動かせない），視覚失調（optische ataxie：視覚対象を注視下でも掴めない），視覚性注意障害（同時に2つの対象を意識上，知覚できない）などバリント（Balint）症候群と呼ばれる症状が見られる．

また，一側の頭頂後頭葉病変（ほとんど右半球）では病巣の反対側の刺激に気づかず，その方向を見ようとしない半側空間無

視（unilateral spatial neglect：USN）と呼ばれる症状が起こる．他方，側頭葉に向かう経路の障害では視覚や視野が保たれているのに対象が視覚認知できない視覚失認（visualagnosia）が起こる．

両側後頭葉病変では属性の抽出段階の障害（統覚型視覚失認）が，両側後頭側頭葉病変では物の持つ意味的属性が認識できない障害（連合型視覚失認）が見られる．この障害が特定のカテゴリーに限られる場合があり，顔では相貌失認（prosopagnosia），色彩では色彩失認（color agnosia）と呼ばれる．

視覚情報から言語情報（特に音形）を賦活できない障害は視覚失語と呼ばれ，物や絵が何であるかはわかるが，その名前が出てこない．さらに文字（視覚性）だけが言語情報（この場合は音形と意味）に結びつかない障害は純粋失読と呼ばれる．

視覚ほど明確ではないが聴覚にも同様なシステムが想定されている．第一次聴覚野のHeschl横回（41野，42野）では音の知覚が主に行われ，"聞こえる"という自覚を得る．続く様式特異性聴覚連合野（22野）では語音，音源定位，環境音，特定の人の声などのカテゴリー化が起こり，これが多様式性連合野に至って意味や認知が得られる．

聴覚の高次脳機能障害としては，まず"聞こえなく"なる皮質聾（cortical deafness）がある．聴覚では内側膝状体が第一次聴覚野だけでなく，隣接する様式特異性聴覚連合野にも直接結合があるので，この両方が両側で障害されないと皮質聾は起こらない．

聴覚では今のところ"統覚型""連合型"の区別なく，聴いたものが何であるかわからない状態を聴覚失認（auditory agnosia）と呼んでいる．カテゴリー特異的なものではピアノの音や電話の音などだけが同定できなくなる環境音失認，語音だけが識別できなくなる純粋語聾（pure word deafness）などが知られている．失語症で見られる聴覚理解障害で，語音自体の弁別ができない場合，語音の識別ができない場合，語音の識別はできるが意味がわからない場合などが純粋形ではないが傾向として観察されることがあり，"統覚型"，"連合型"とのアナロジーで興味深い．

記憶はエピソード記憶，意味記憶，手続き記憶などに分かれて

おり，それぞれ海馬を中心とする辺縁系，様式特異性連合野および多様式連合野，基底核および小脳が関係すると考えられている．なかでも健忘（amnesia）と呼ばれるエピソード記憶の障害は詳しく研究され，情動的記憶と扁桃体との関係（Anderson, 2001），時間や場所など文脈情報の再生と前頭前野との関係（Tulving, 1994）などが明らかになりつつあるものの，そのメカニズムはまだ不明である．

　行為は，習熟した動きの空間・時間的表象が左半球下頭頂小葉にあり，これが運動前野を経て実行されると想定されている．この部位に損傷を受けると運動が誤った対象に向けられたり，順序を誤るなどして道具の操作が困難となる（観念失行：ideational apraxia）．これに対し，この表象の情報が左縁上回や上頭頂小葉の皮質，皮質下の病変等で運動前野に到達できない場合には，日常の自然な状況下では可能な運動が言語命令や模倣では困難になる（観念運動失行：ideomotor apraxia）．さらに左右の中心前回および後回の損傷では手指を中心とする上肢の習熟した巧緻運動の拙劣化が見られる（肢節運動失行：limbkinetic apraxia）．

　最後に実行機能についてであるが，これは主に前頭前野の機能と考えられている．前頭前野はほとんどの多様式性連合野，様式特異性連合野，傍辺縁系，辺縁系など多くの部位と密接に結ばれており，それらの部位の機能を賦活させたり，抑制したり，組合せたりするのに適した位置にある．後方連合野からの外界の情報を用いて，以前の記憶や現在の自分の気持ち，体調などを総合してその状況で何が重要かを比較，検討し，どんな方略を用いて対処するかを計画し，実行する機能が想定されている．そのため前頭葉の損傷では自分の意思に従って外界や自分をコントロールすることが困難となり，刺激に対し受動的，自動的に反応してしまう環境依存性の行動が見られる．

　つぎに右半球と左半球の機能の違いについて簡単に見る．順序や細部を重視して分析する機能を得意とする左半球に対して，右半球は視空間的あるいはまとまりを重視して分析する機能を得意としている．

たとえば，言語は左半球の代表的な機能であるが，"かい（貝）"と"たい（鯛）"と"いた（板）"を比較すると，"かい"と"たい"では第一音節が異なるので違う意味となり，"たい"と"いた"では同じ音節が同じ数だけあっても順序が違うために違う意味となる．このように言語では一つ一つの音節の識別といった細部の分析や順序が重要になる．数においても"35"と"53"のように順序によって意味が変わるため，やはり左半球の機能である．

個々の動作とその順序が重要で習熟を要する行為も左半球の機能である．他方，顔や絵の認知は全体を見渡し，一つのまとまりとして捉えるので右半球の機能となる．音楽もメロディーは一つ一つの絶対的音階が重要なのではなく，先の音とそれに続く音の相対的関係がまとまりとして重要なので右半球の機能である．同じ理由で，感情を乗せるイントネーション（emotional prosody）や顔の表情も右半球の機能である．

右半球損傷では左側無視，病識欠如，時間と場所の失見当識など注意や気づきの障害；空間の視知覚，相貌認知，感情知覚，環境音知覚，メロディ知覚，プロソディ知覚の障害など視空間あるいはゲシュタルト的認知の障害とそのために生じる構成障害や着衣失行（衣類がうまく着られない）；視覚性記憶障害；暗喩の解釈，ユーモアの理解，談話，推論する能力の障害など状況と言語情報を総合して理解する障害が見られる．言語の左半球局在は右利きの90％，左利きの70％（Rasmussen, 1977）であるなど機能の半球局在は利き手によって影響を受ける．．

以上，簡単に言語機能を取りまく大脳の高次脳機能を見たが，つぎに失語症にとって最も重要な言語野について見よう．言語野は大きく環Sylvius言語野，環々Sylvius言語野，角回の3つに分けられる．環Sylvius言語野は音韻の処理に関係したシステムで，Wernicke領野，縁上回（あるいは弓状束），中心前回（および後回），Broca領野等，Sylvius溝を囲む領域を指す（山鳥，1998）（図1-9）．

Wernicke領野は音韻を識別し意味（語彙）にアクセスする機能，縁上回は表出する際の音韻選択の機能，Broca領野は音韻

図 1-9
環 Sylvius 言語野

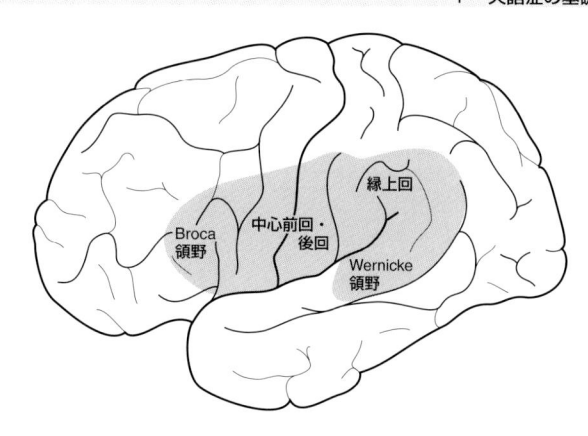

操作の機能，中心前回は音韻から構音への変換機能を荷っていると想定されるが，相互の結びつきは強く一体となって音韻処理を行っていると考えた方が現実的であろう．また，Broca 領野は文法機能も荷っていると考えられている．この環 Sylvius 言語野が保たれていれば"復唱"は良好となる．

これに対し，環々 Sylvius 言語野は意味（語彙）処理に関係していると考えられ，その名のとおり，環 Sylvius 言語野を取りまく領域とする考えもあるが，実際，意味（語彙）へのアクセスに重要なのは側頭葉など主に後方領域である．また，最近ではカテゴリーによる意味（語彙）野の局在が提案されている．Damasio ら（1996）の呼称による PET 研究によれば，人の名前は側頭葉先端部で，それに続く中および下側頭回前方では動物，道具は中側頭回後部から頭頂葉にかけて，そして動詞は Broca 領野付近への局在が示唆された．また，山鳥（1998）によれば，角回は身体部位や家具，左右など視空間的意味に関わっている．さらに角回は文字言語処理に関係しており，視覚情報（文字）と聴覚情報（語音），そして書字に関する体性感覚や行為の情報などが連合される部位と考えられている．環 Sylvius 言語野，環々 Sylvius 言語野のいずれが損傷されても，"話す""聴く""読む""書く"のすべてのモダリティがその程度の差はあれ障害され，失語症を生ずる．角回のみの損傷では文字言語のみの障害となる．

さらに，基底核，特に被殻と視床の損傷でも失語が起こり，これらにどんな言語機能があるかはまだ明らかではないが，言語システムの一部に加えられている．また，PETやfMRI（機能的MRI）の研究で補足運動野が発話に関係しており（Warburton, 1996），実際，ときに補足運動野の損傷で失語を生じることがあるので，ここも言語システムに深く関係していると考えられている．

コミュニケーション，すなわち言語の運用に関しては右半球が重要となってくる．感情を伝えるプロソディの表出と理解，暗喩や冗談の理解，文脈あるいは状況にあった言語の使用などは右半球の関与がなければ成り立たない．したがって言語野は左半球にあるが，コミュニケーション機能は両半球の総合的な機能ということができよう．

D. 言語モデルの基礎知識

言語はその構造が時計や車のように蓋をあければそこにあるというようなものではない．言語学者は言語の構造を明確化しようと実に長い間，次々と新しいモデルを打ち建てては壊すことを繰返し，現在もこれを続けている．言語治療もまた，言語の構造と機能を想定しなければ，成り立たない分野である．失語症が言語の障害である限り，言語の構造をどう捉えるかは失語症状をどう捉えるか，延いてはどのような訓練プログラムを作成するかに直結する重要な問題になってくる．

言語治療学の分野では常に言語学の知識を取り入れてきた．言語学の祖といわれるSaussure（ソシュール）が紹介した概念，すなわち1）言語にはシニフィアン（意味するもの，すなわち音形）とシニフィエ（意味されるもの，すなわち意味）の側面があること，また2）言語にはラング（langue）すなわちChomsky（チョムスキー）の言語能力（competence）と，パロール（parole）すなわちChomsky（チョムスキー）の言語運用（performance）の2つの側面があることは言語治療の分野においても重要な基礎をなしている．また，チョムスキーの語彙部門，統語部門，意味部門，音韻部門の設定と，これらを経て言語が生成されるという標準理論から

図 1-10
Wernicke-Lichtheim の失語モデル（1985）
A：聴覚心像中枢，M：運動心像中枢，B：概念中枢，
a：聴覚，m：運動．
1．皮質性運動失語，2．皮質性感覚失語，3．伝導失語，
4．超皮質性運動失語，5．皮質下性運動失語，6．超皮
質性感覚失語，7．皮質下性感覚失語
Lichthein L: On aphasia. Brain 7:433-484, 1885 より

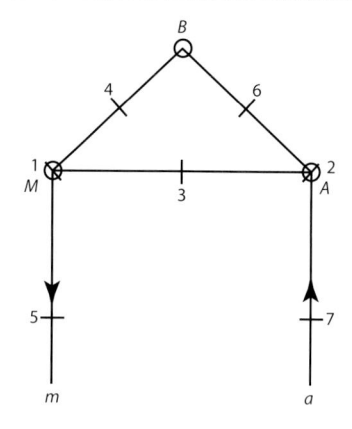

始まるさまざまな言語生成モデルは，言語構造を考える上では欠かせないものとなっている．しかしながら，言語学の目的はいかにその言語体系を効率良く，また普遍的に説明できるかにあり，言語治療の目的とは必ずしも一致しない．

　他方，失語症の分野でも独自の言語モデルを発展させてきた．たとえば，有名な Wernicke-Lichtheim のモデル（図 1-10）を例にとれば，概念中枢，運動心像中枢，音響心像中枢，聴覚，構音が話し言葉の言語構造を形成している．そしてこれに始まる古典的分類の立場をとる言語モデルの最大の特徴は，これらの機能を実際の脳の特定の場所に局在（そして連合）させようとする点にあった．今日でもこのアプローチは継承され，Roeltgen のモデルに見られるように，言語学的モデルと組合せてより精密なモデルを求める傾向にある（図 1-11）．

　さらに，脳の機能局在，すなわち脳の部位に関係なく，正常成人の言語情報処理モデルから失語症の症状を説明しようとする立場がある．認知神経心理学的モデル（cognitive neuropsychological model ： CNP）がそのひとつである．失語症言語治療の分野でよく用いられるモデルはこの立場を積極的に失語症の言語治療に取り入れている Kay ら（1996）のもので，箱や矢印に意味があり，箱は独立したモジュール（機能単位）で互いにプロセスを表す矢印で結ばれていると仮定している（図 1-12）．Roeltgen の綴りの

1―失語症の基礎知識

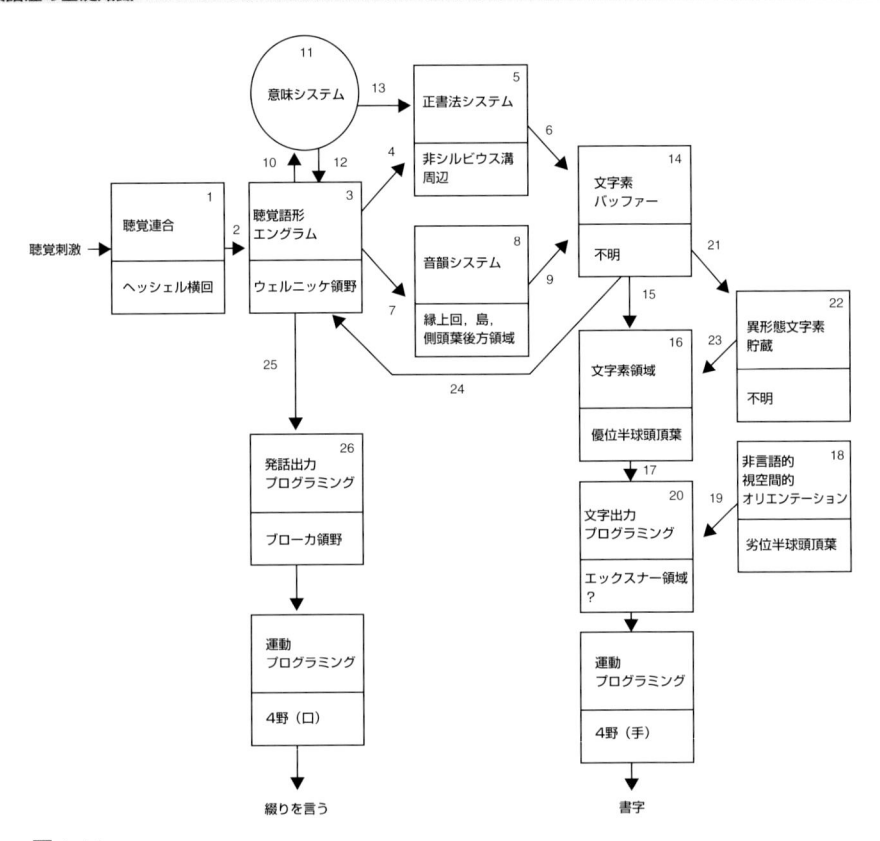

```
     [11]
   意味システム
       │13
       ▼
   [5] 正書法システム
      非シルビウス溝周辺
       │6
       ▼
   [14] 文字素バッファー
      不明
```

（図の構成要素）

- [1] 聴覚連合 / ヘッシェル横回 ← 聴覚刺激
- [3] 聴覚語形エングラム / ウェルニッケ領野
- [11] 意味システム
- [5] 正書法システム / 非シルビウス溝周辺
- [8] 音韻システム / 縁上回，島，側頭葉後方領域
- [14] 文字素バッファー / 不明
- [16] 文字素領域 / 優位半球頭頂葉
- [22] 異形態文字素貯蔵 / 不明
- [18] 非言語的視空間的オリエンテーション / 劣位半球頭頂葉
- [26] 発話出力プログラミング / ブローカ領野
- [20] 文字出力プログラミング / エックスナー領域？
- 運動プログラミング / 4野（口） → 綴りを言う
- 運動プログラミング / 4野（手） → 書字

図 1-11
Roeltgen の書字および口頭綴りのモデル
Roeltgen DP: Agraphia: in Clinical Neuropsychology. Heilman K, Valenstein E, eds.p.69, Oxford University Press, 1993 より

モデル（書字と口頭：図 1-11）でも箱と矢印が使われており，また用語も似ているが，モデルはあくまでその定義に従って解釈する必要があるので注意を要する．たとえば Kay らのモデルではバッファーとレキシコンが入力と出力および音韻と正書法とで意味を中心として対称的に設定され用語の統一がなされているが，Roeltgen のモデルでは音韻システムや正書法システムなどシステムと，文字素領域など領域と，バッファーや貯蔵など機能とが一緒に使われている．これは今まで失語症研究の中で築き上げられてきた局在の歴史に認知神経心理学モデルからの影響が取り入れ

図 1-12
認知神経心理学的モデル
Kay J, Lesser R, Coltheart M: Psycholinguistic assessments of language processing in aphasia (PALPA): an introduction. Aphasiology 10:159-215, 1996 より一部改変

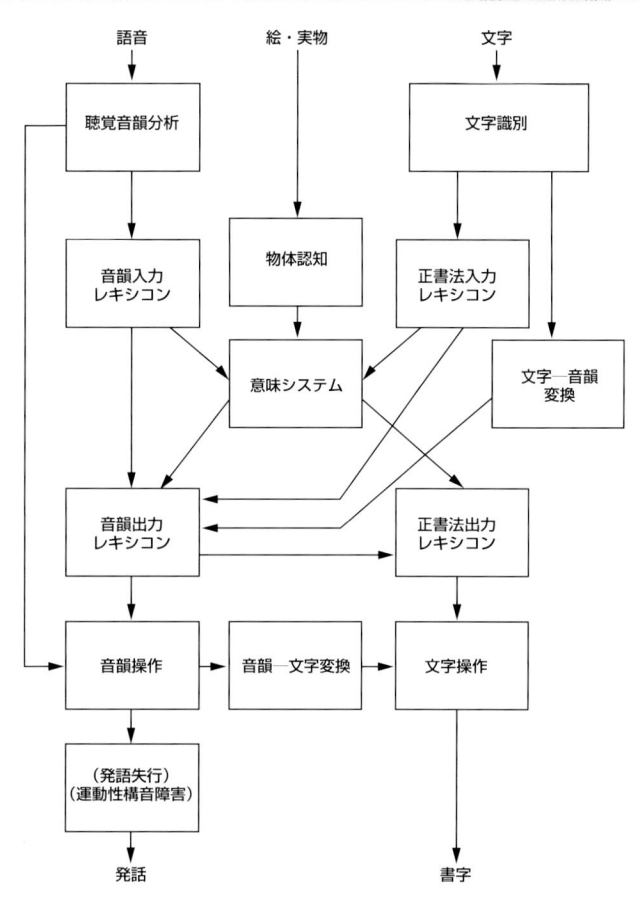

られているためと思われる．言語モデルといいながら非言語，視空間的オリエンテーションも考慮しているところは，このモデルが特に綴りに焦点を当てているからというだけでなく，高次脳機能全体をみる神経心理学の伝統からきているのであろう．

　認知神経心理学的モデルにはニューラル・ネットワークと呼ばれるもうひとつの流れがある．これは単語の読みのモデルを中心として研究されてきたが，その分野が書き取りなどにも広がりつつある．読みに関して先のモデルが語彙経路と非語彙経路の二重経路であるのに対し（図1-13），ニューラル・ネットワークモデルでは文字表層から音韻表層を計算する単一経路モデルとなる

図 1-13
DRC モデル（Coltheart ら，1993）
＊辞書はレキシコンと同意
辰巳格：ニューラルネットワーク入門―ネットワークは単語をどう読んでいるか．失語症研究 20. vol3: 222-233, 2000 より一部改変

・‐‐▶ 抑制
◀━━▶ 興奮

（図 1-14）．しかし辰巳（2000）が述べているように，両者の違いは経路の数にあるのではなく前者が構造としてレキシコン（例：音韻入力レキシコン等）を持ち，かつ特定の規則（例：文字―音韻変換規則等）があると仮定しているのに対し，ニューラル・ネ

図 1-14
トライアングルモデル（Seidenberg と McClelland, 1989）
辰巳格：ニューラルネットワーク入門―ネットワークは単語をどう読んでいるか．失語症研究 20. vol3:222-233, 2000 より

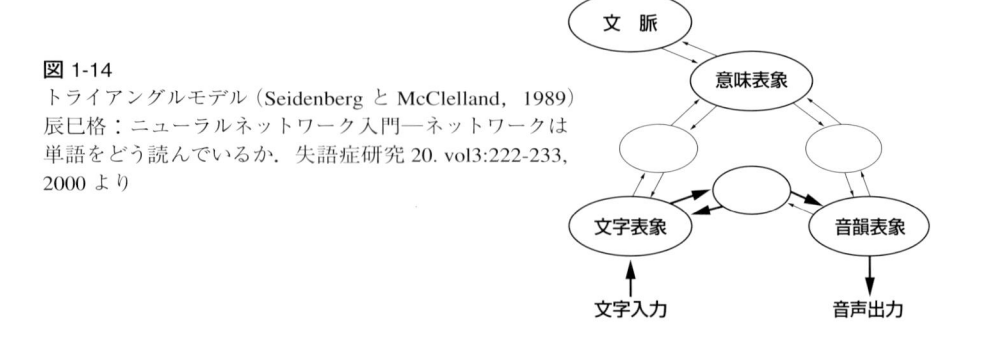

ットワークモデルではこれらをすべて省き，経験（frequency）と一貫性（consistency）に基づいた学習のみで読めるとしている点にある．これらのモデルを用いて，失読症のシミュレーションが行われており，その結果，興味深いことにニューラル・ネットワークモデルでは文字素層から意義素層までの何処の損傷でも，意味的錯読，視覚的錯読，視覚的誤り経由の意味的誤り等，さまざまな種類の誤りが見られ，深層失読をより簡単に説明できるという（辰巳，2000）．確かに臨床で出会う失語症状は，意味性錯読のみ，あるいは視覚的錯読のみのように単一の症状であることはむしろ稀であり，その点でニューラル・ネットワークモデルの結果に近くその研究成果に今後も目が離せない．他方，訓練プログラムを立てる場合には，障害されている機能を同定し，これにアプローチする方がわかりやすいので二重経路のような並列モデルの方が理解しやすく，一長一短である．

　以上，ざっと言語モデルを紹介したが，モデルは目的に応じて使い分ければよいのであって，どれか一つが絶対というものではない．ゼロからモデルを作るのは大変なので，今までに積み上げられてきた各種のモデルから最も目的に合致するものを選択し，必要があれば修正して自分で納得できるものを作り上げる．その際，注意することは，きちんと定義してモデルを使うことである．認知神経心理学領域で使われている用語の多くは必ずしも特殊なものではなく，言語学領域のものともおよそ一致しており，従来から言語治療の分野で使われてきたものとそれほど変わらない．言語治療に当たる者として，これら言語モデルの用語をある程度理解しておく必要があるので，以下で代表的なものを簡単に見ていきたい．繰返しになるが，厳密には用語はそれぞれの分野やモデルによって少しずつ違うのでその点を忘れてはならない．

1. 音響（acoustics）と音韻（phonology）

　音響（acoustics）とは音の物理的特性を指す用語であり，音響分析（acoustic analysis）とは音の周波数，大きさ，長さなどの分析を指す用語である．一方，音韻は意味を荷う音の抽象的な特

性で，音韻の構成要素，音素（phoneme）とは意味を伝達する音の最少単位である．

たとえば"[baʃa]（馬車）"と"[daʃa]（打者）"は日本語では違う意味なので[b]と[d]は別の音素であるが，[vaʃa]と仮に誰かが発音したとしても，日本語では[b]と[v]をどちらも"馬車"という意味に理解する，すなわち意味的対立を持たないので[v]という音（phon）は物理的には[b]とは別の音であるが，音素としては区別されない．しかし，英語では[b]と[v]は意味を区別するので，両方とも音素である――例：base [beis]（基礎）と vase [veis]（花瓶）．

このように，音響は世界共通であるが，音韻はそれぞれの言語に特有である．ちなみに，音は[ ]で，音素は/ /で表し区別する．なお，日本語の音として存在するが，意味の対立を生じない音（したがって同じ音素となる）を異音（alophon）と呼ぶ．たとえば，/N/（"ん"）は[m][n][ɲ][ŋ]などの異音を持ち，一般に後続の音の構音位置と同じ構音位置の音をとるが――例：田んぼ[tambo]，短大[tandai]，タンカー[taŋka:]等，別の異音がきても意味は変わらない――例：田んぼ[tanbo]や短大[tamdai]．

Kayらのモデルの聴覚的音韻分析は音から音韻を同定する機能を持ち，短い語ほど処理しやすい（あるいは障害され難い）特性を持つと考えられている．以下に述べる音韻入力レキシコン，音韻出力レキシコンに続き，音韻出力バッファーがある．これは音韻出力レキシコンで得られた音韻系列を構音運動に変換するまで保持する機能を持つと考えられている．ここでも，音韻分析と同様，短いほど処理しやすい特徴を持つ．なお，本書では音韻出力バッファーを音韻操作としている．

2．**レキシコン（語彙：lexicon）**

単語と同義で使われていることが多い．しかし，"立て""立つ""立った"など単語としては異なる形をとるが，意味的には共通する原型を持っているので，この原型を最少の意味単位とし

て語彙素（lexeme）あるいは語彙項目（lexical item）と呼び，単語と区別する立場もある．"立て"と"立つ"と"立った"はそれぞれ文法的意味は違うが，語彙的意味は同じと考えるのである．また，いくつかの単語が合わさってひとつの語彙素を作ることもある．たとえば"お茶の子さいさい"は現在は全体で"簡単"という意味なので，これ全体が一つの語彙素となる．この語彙素の集合体は丁度辞書のようなものとなるので，"レキシコン"は"辞書"とも訳される．

　Kayらのモデルの音韻入力レキシコンは聴いた音韻の系列を単語として認識する機能，正書法入力レキシコンは文字系列を単語として認識する機能を持つ．他方，音韻出力レキシコンは意味に対応する音韻系列を確定する機能，正書法出力レキシコンは意味あるいは音韻系列に対応する文字系列を確定する機能を持つ．レキシコンでは高頻度語がより処理されやすい（あるいは障害され難い）という頻度効果が認められる．

3．意味（semantics）

　Saussureのシニフィエすなわち"言語形式により意味されるもの"であるが，最も漠然とした領域と言わざるを得ない．Crystal（1981）は，意味（semantics）は概念や認知とは一線を隔し，文法的情報処理や音韻情報も総合される理解力検査の結果で測れるものでなく，単語や文がどう関係づけられ，それによってどう"意味をなす"のかを扱う領域としている．

　Kayらのモデルでは意味システムと呼ばれ，意味の活性化の機能を荷うとされている．イメージしやすいものはそうでないものよりも活性化されやすく（心像性効果），また，類似語や反対語の処理，身体部位や家具などカテゴリー化の機能も持っていると考えられている．

4．正書法（orthography）

　本来は語をどう綴るべきかという社会言語学的約束を意味する．Kayらのモデルでは，文字を同定し語としてまとめる機能を

持つ視覚的正書法分析，文字単語の同定を行う正書法入力レキシコン，意味あるいは音韻系列に対応する文字系列を確定する正書法出力レキシコン，得られた文字系列を実際に書き終えるまで一時保持しておく正書法出力バッファーがある．なお，本書ではこれを文字操作としている．音との対応が不規則な綴りは必ず正書法レキシコンルートを通るが，非実在語の綴りなどは文字—音韻ルートを使って読み，また，音韻—文字ルートを使って綴ると考える．

　欧米の言語で使われ始めたものなので，日本語のように漢字，平仮名，片仮名があるような言語にそのまま当てはめるのにはやや難しい点がある．"化下" など実在しない漢字単語も読めるので，漢字は正書法レキシコンルート，仮名は非レキシコンルートと簡単にはいかない．前述のようにニューラル・ネットワークの日本語の音読のシミュレーションでは，これら2つのルートがなくても読めるとの報告もあり，今後，存在意義を検討する必要があろう．

E．言語とコミュニケーション障害

　さて，これまでは狭義の言語構造を見てきた．他方，言語の定義を "何らかの情報を伝達する体系" と捉えれば，遺伝子でさえ一種の言語と考えられるほどにその範囲は広がる．本書の領域はコミュニケーション障害であり，したがって対人コミュニケーションレベルの言語に焦点が絞られる．"さよなら" や "おいで" のようなジェスチャー，悲しい顔や嬉しい声のような表情，優しいや冷淡などの態度も相手に何らかの情報を伝えているという意味では一種の言語として捉えることができる．そこで混乱を避けるために，ここでは音韻や文字など狭義の言語を "言葉" と呼ぶことにする（しかし，他の章では通常の用法に従い言語を用いる）．

　われわれはコミュニケーションをする際，言葉，ジェスチャー，表情，態度などさまざまな方法（様式）に意味（内容）を込めて発信したり，これを解読したりする．その時，忘れてならない要素がもう一つある．それは "状況" あるいは "場の文脈" であ

図 1-15
コミュニケーションフィールド．対人コミュニケーション（2者間）のモデル．言葉から外に向かうほど記号性が弱まる．

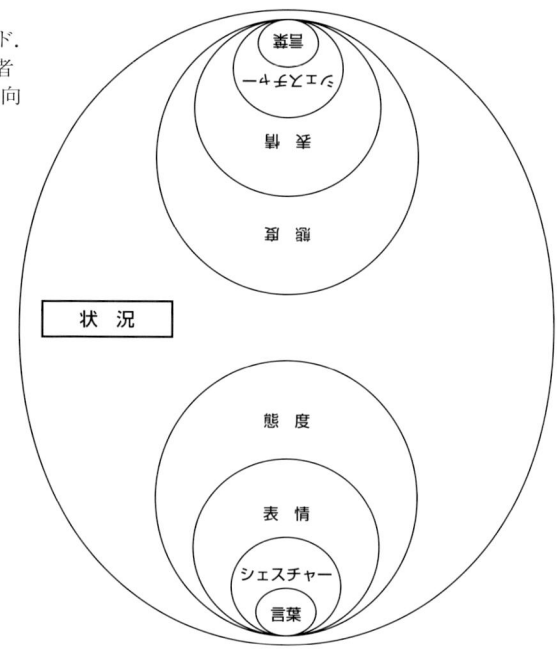

```
           送信
         ジェスチャー
           表情
           態度

         状況

           態度
           表情
         ジェスチャー
           言葉
```

る．意味はこれらすべての情報を統合して始めて生み出されるきわめて複雑なものなので"誤解"も少なからず生じる（図1-15）．言葉が最も記号性が高く，ジェスチャー，表情，態度の順に記号性は低くなり，これに伴いコントロール性も低下する．同じ言葉の"ごめんなさい"でも，心の底からの"ごめんなさい"と嫌々言っている"ごめんなさい"は言葉に比べてコントロールし難い表情や態度から読みとる．しかし，コントロール能力には個人差があり，すっかり騙されてしまうことも十分ありうる．蛇足になるが，電話では顔の表情やジェスチャーなど視覚的情報がない分，話し言葉や声の表情の荷う役割が大きくなり，真意が伝わり難くなる一方で"意図的"に誤解させることもしやすくなる．同様のことは文字のみである手紙や電子メールにもいえる．この"意図"のレベルのコミュニケーション操作は実は対人コミュニケーションの本質ではあるが，これは心理学の領域に入るもので本書の興味の範囲を超えている．

　ここでまず，最も基本的なコミュニケーションである1人の相

手とのコミュニケーションで何が起きているのかを考えよう．
　病院で患者さんと看護婦との例を挙げて比べてみる：

例1

（病室に体温計を持って入って来て）

看護婦 "おはようございます"（患者の顔を見て笑顔で）

患者 "おはようございます"（看護婦の顔を見て，浮かない表情で）

看護婦 "今日はどうですか？ちょっと元気ないみたいですけど…？"（患者の顔を覗き込みながら）

患者 "昨日，全然眠れなかったんですよ…．"

看護婦 "そうですか，どうしたんでしょう？"

患者 "頭が痛くて…"

看護婦 "今でも痛みますか？"

患者 "ええ，少し"

看護婦 "じゃ，先生にみてもらいましょう，熱を測ってから…"（体温計を渡す）

例2

看護婦 "おはようございます（体温計を渡しながら），今日はどうですか（患者の脈を取り時計を見たり，窓の外を見ながら），（体温計を受け取って数値を見ながら）大丈夫そうですね，じゃお大事に（歩き出しながら）"

患者 "はー"（何か言いたそうにしながら）

　看護婦の"言葉"という点から見れば，どちらも"おはようございます""今日はどうですか"と場面に合った言葉を使ってコミュニケーションを始めている．しかし例2の方は，看護婦が"患者の状態を聞きたい"という意図があって，患者さんは"頭が痛いことを伝えたい"という気持ちがあったのだとしたら，このコミュニケーションはうまくいかなかったといわざるを得ない．何処が違っているのか見ると，まず，話し手と聞き手の間にアイコンタクトができていない．コミュニケーションを始める合図として，互いに相手に注目するのがアイコンタクトである．つぎに話

者交代がない．情報を得ようとするコミュニケーションでは大抵，質問に答えると話者が交代する．その際，話終わった後に間をとって，交代の合図にする．

例2の場合，アイコンタクトもとらず，話者交代の間も与えないことで，看護婦が意図したかどうかは別として，患者さんには"忙しいので，あなたとコミュニケーションをとる暇はない"というメッセージを態度で伝えていると解釈された．

例3

看護婦"おはようございます，今日はお具合如何ですか？"（患者の顔を見て，体温計を渡しながら）
患者"驚いたんです！！"（看護婦を見ながら）
看護婦"え？何に驚かれたんですか？"（首を傾げながら）
患者"A先生のことですよ，突然ここを辞められるんですってね！"
看護婦"ああ，そのことですか…．ところで，今日はご気分如何ですか？"

これは危うく意図したコミュニケーションがとれなくなりそうであったのをうまく修復している例である．まず，看護婦が提供している話題"患者の病状"を聞き手の患者が無視して，新しい話題を提供している．しかも，状況や文脈を探しても何に"驚いた"のかを指示するもの（レファランス）がないので，唐突で不完全な内容になっている．これに対し看護婦は"え？"と困惑を示して，今の情報が不完全であったことを伝え，続けて"何に驚かれたんですか？"と何が不十分であったかを質問し，修正を求めている．さらに看護婦は"ところで"と話題を変えることを示し，患者とのコミュニケーションの最初の目的，患者の状態を知るための話題に戻している．このように，話題の提案，維持，変換や不十分なあるいは誤った情報伝達に対しての修正の能力もコミュニケーションの重要な要素となっている．

上記の例では取り上げなかったが，円滑なコミュニケーションを支えているものは他にもたくさんある．コミュニケーションを開始する前提として，状況の理解，すなわち見当識が必要となる．

ここは何処で、この人は誰で、今は何時で、自分はどんな立場にいて等の情報の統合は前頭葉で行われると考えられている.

　会話を開始する意欲を支える発動性、順序立てて話を進める能力、理由づけや論理的に推定して結論を導き出す能力、自分の誤りを見つけ訂正する能力も前頭葉の機能である. また、顔の表情、声の調子から話し手の感情を読み取る、あるいはこれらを表現するのは右半球の機能である. 比喩やユーモアの理解、文脈の理解などもそうである.

　このように狭い意味での"言葉"は左半球の機能であるが、コミュニケーションでは右半球、前頭葉がむしろ重要になってくる. 失語症患者が言葉は出ないけど、痴呆患者に比べると基本的コミュニケーションパターンは保たれていることが多いのはこのためである. しかし、前頭葉を含む場合や、大きな脳損傷、あるいは右半球にも損傷がある場合などもあり、必ずしも楽観できない.

　"言葉"の訓練を行っても、これを使いこなすことができなければ意味がない. 言語聴覚士は訓練室で訓練した"言葉"が日常のコミュニケーションの中で十分機能していることを確認し、もし、必要があればコミュニケーション技術すなわち"言語の運用"を中心とした訓練プログラムを用意するべきである.

F. 失語症の症状の基礎知識

　ここまでのところで、失語症のキーワードであった"大脳"、"高次脳機能"、"言語"の基礎知識を簡単にではあるが述べてきた. 本格的な失語症論に入る前に、もう一つ見ておきたい基礎知識がある. それは失語症状を表現する時に使われる用語である. これらの用語の中には一般的な意味から離れ、失語症の分野で特有な使われ方をしているものもあり、注意を要する.

1. 流暢性（fluency）

　失語症の発話特徴を表す重要な概念である. かつて剖検以外に病巣の特定が困難であった時代、非流暢な発話は大脳半球の前方で、流暢な発話は後方で起こることが多いことから、病巣を

表 1-1　WAB 失語症検査の流暢性評価

(0)　全く単語がないか，短かくて無意味な発話である．
(1)　多様なイントネーションをもった紋切型の言葉が頻発し，何らかの意思を伝えられる．
(2)　1 語文で錯語，努力性，渋滞が認められる．
(3)　頻発する流暢な言葉か，ぶつぶつ言う非常に小さい声のジャルゴンである．
(4)　つっかえる電文体の発話．ほとんどが 1 語文で，しばしば錯語になる．時々，動詞や助詞を伴う．文は，「ちょっとわかりませんね」のような決り文句だけである．
(5)　しばしば電文体であるが，(4) よりは流暢な発話であり，文法的に正しい構造をした部分がある．錯語が目立つこともある．命題文はほとんどみられない．
(6)　完全な命題文がふえる．正常な統語法のパターン（正しい文法用法の意）が見られることもある．錯語がみられることもある．
(7)　日本語の統語法のリズム上存在しうる発話であるが，音韻変化や新造語を伴う音韻性ジャルゴンである．常に流暢であり，多弁なこともある．
(8)　迂遠な表現をし，流暢な発話，顕著な喚語困難があり，語性錯語がある．意味性ジャルゴンが見られることもある．文は多くの場合，完全であるが，状況に不適切な内容のことがある．
(9)　ほとんど完全で適切な文である．時にためらいや錯語がある．多少の喚語困難がある．構音の誤りが多少みられることもある．
(10)　正常な長さと複雑さをもった文で，明らかな遅さやためらい，あるいは構音の障害がない．錯語はない．

推定するための重要な役目を荷ってきた．CT や MRI が普及した今日でも，失語症のタイプ分類の重要な基準であることに変わりはない．

　流暢性の評価には，WAB 失語症検査のもの（表 1-1）のほか，Goodglass and Kaplan（1983）（図 1-16）の"話し言葉の特徴評定"の中のメロディ，句の長さ，構音能力の尺度や Benson ら（1996）（表 1-2）のものがあるが，これらは複数の項目がそれぞれ評価されており，評価結果を一言でまとめることが困難である．

　WAB 失語症検査の流暢性評価にも文法など複数側面の評価が含まれているが，評価結果が 0 から 10 までに一本化されているので流暢か否かの評価はずっとわかりやすい．筆者は個人的に

1―失語症の基礎知識

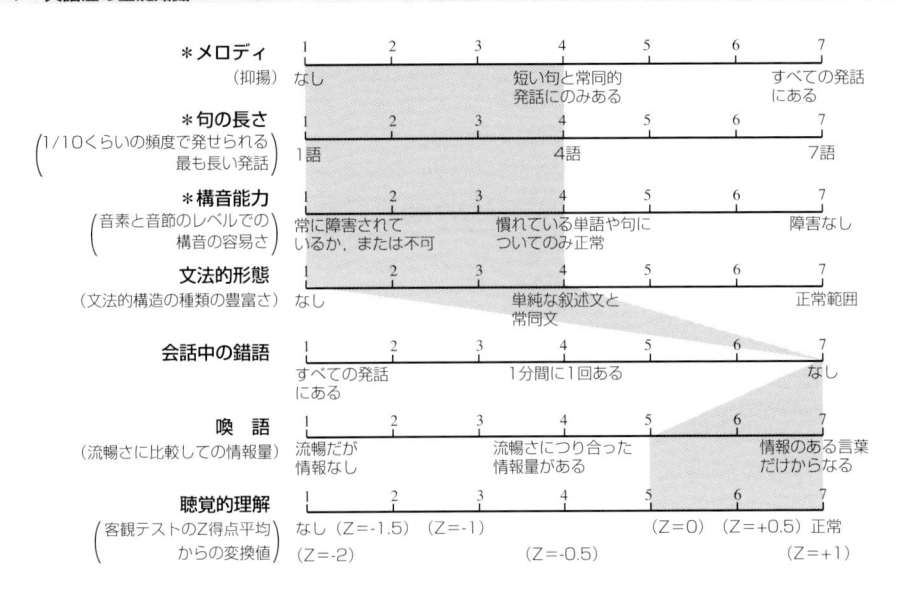

	1	2	3	4	5	6	7
*メロディ(抑揚)	なし			短い句と常同的発話にのみある			すべての発話にある
*句の長さ(1/10くらいの頻度で発せられる最も長い発話)	1語			4語			7語
*構音能力(音素と音節のレベルでの構音の容易さ)	常に障害されているか、または不可			慣れている単語や句についてのみ正常			障害なし
文法的形態(文法的構造の種類の豊富さ)	なし			単純な叙述文と常同文			正常範囲
会話中の錯語	すべての発話にある			1分間に1回ある			なし
喚語(流暢さに比較しての情報量)	流暢だが情報なし			流暢さにつり合った情報量がある			情報のある言葉だけからなる
聴覚的理解(客観テストのZ得点平均からの変換値)	なし(Z=-1.5)(Z=-2)	(Z=-1)	(Z=-0.5)		(Z=0)	(Z=+0.5) 正常 (Z=+1)	

図1-16
話し言葉の特徴に関する評定尺度の中の流暢性評価(*)
Goodglassら, 1972より

非流暢性の要素は, 1)発語失行, 2)発話単位の短さと話量の低下に集約できると考えている. 失文法の要素は発話単位の短さに反映され, 努力性の発話, 構音の障害, メロディの異常は発語失行で評価されるからである. 他方, 錯語や喚語力は流暢性, 非流暢性失語のいずれにも生じ, 両者を分けるのに効果的な要素ではないと考えられる. なお, 言語治療の分野では伝統的に吃音

表1-2 Bensonの流暢性評価

表出特徴	非流暢型失語	流暢型失語
話量	少ない(50/分以下)	正常(100〜200/分)
努力性	努力性の発話	正常
構音	構音障害あり	正常
句の長さ	短い(1〜2語)	正常(5〜8語)
プロソディ	障害あり	正常
内容	内容語が過剰	内容語に欠ける
錯語の頻度	少ない	頻繁

Benson, 1996より

を流暢性障害と呼ぶが，概念が異なるので注意を要する．さらに，"動物の名前"など特定の意味カテゴリーや"あ"で始まる語など音カテゴリーに属する語をできるだけたくさん1分間に言う課題を"語流暢（word fluency）"と呼ぶが，これも発語の流暢性とは異なる概念なので混同してはならない．

2. 喚語障害（word finding difficulty）

失語症の中核症状ともいえる重要な症状である．意図した語が正しく喚語できない状態で，何も喚語できない喚語困難，誤った語や音となる錯語，前に言った語を繰り返してしまう保続などが含まれる．

喚語困難を補おうとして，その語を別の言い方で説明しようとすることを迂言という．たとえば"みかん"が出てこないので，"ほら，黄色い丸い果物で冬によくコタツで食べるやつ"などと言う場合がそうである．実は喚語障害は日常，失語症でなくてもよく起こる現象で，典型的なのが人や地名などの度忘れである．

錯語，すなわち言い間違いもプロのアナウンサーにさえ起こる．したがって，この症状はあるかないかの問題ではなく，どの程度あるかが問題となってくる．一般に日常よく使われる語（高頻度語）が喚語できない場合に喚語障害を疑う．

3. 錯語（paraphasia）

喚語障害の一つである．目標語が推定できる程度の音の誤り，あるいは語の誤りの総称である．たとえば"みかん"と言おうとして"にかん"と音の一部を誤った場合を音韻性錯語（phonemic paraphasia）あるいは字性錯語（literal paraphasia）と呼び，"ねこ"など別の実在する日本語に誤った場合を語性錯語（verbal paraphasia）と呼ぶ．語性錯語の中でも意味的関連がある語，たとえば"みかん"が"りんご"に置換された場合は特に意味性錯語（semantic paraphasia）と呼ぶ（語性錯語と意味性錯語を同義語として区別しないこともある）．

ここで注意を要するのは音韻性錯語である．というのは，音韻

性錯語の名称からは，その誤りの性質が音韻の選択にあることを示唆しているが，実際は発話された結果から判断せざるを得ないので，音韻選択の時点では正しく選択されたが，構音プログラミングの段階での音の置換，付加，省略など，発語失行により音の誤りが生じても両者を区別することができないからである．したがって，発語失行を合併することのないWernicke失語では音韻性錯語に間違いないが，Broca失語の場合は合併していることがほとんどなので，厳密には"音"の誤りとしか表現できないことになる．しかし，便宜上"錯語"として扱うことも多い．

4．ジャルゴン（jargon）

音の誤りがあまりに多く，もはや意図した語が推定できない場合（例："みかん"が"さにとけ"と発音された場合）でその語が日本語に存在しないものの時には，これを新造語（neologism）と呼ぶ．さらに新造語が続いて発話の内容がもはや推定できない場合（例："さにとけが　うみかなに　さてるので　はびておださい"），これを音韻性ジャルゴン（phonemic jargon）あるいは新造語ジャルゴン（neologistic jargon）と呼ぶ．また，同様に語性錯語が頻発して推定ができない場合は意味性ジャルゴン（semantic jargon）と呼ぶことがある．

ジャルゴンには他に，音の羅列としか表現できないような発話があり，未分化ジャルゴン（undifferentiated jargon）と呼ばれることがある．音韻性ジャルゴンと未分化ジャルゴンの主な違いは，音韻性ジャルゴンでは助詞や助動詞など文の骨格を作っている機能語は比較的保たれていて，文節を形成し，全体として日本語の文を話しているように感じられるのに対し，未分化ジャルゴンではどこからどこまでが単語なのかも区別できない発話になる点にある．

5. 再帰性発話（recurring utterances）と残語

何かを話そうとすると，同じ音や語が繰り返して発話される常同的で反復性の不随意的な発話である．再帰性発話は"トメトメトメ…"など意味のないもの（無意味語再帰性発話）と"またね，またね，またね…"など実在語のもの（実在語再帰性発話）に分けられている．残語も発話しようとすると決まった言葉（実在語）が出てきてしまう症状であるが，"パンパンパン…"などと単調に反復するのではなく，"ご気分は如何ですか？"に対して"パーン"など多様なイントネーションを伴い，それにより何らかの意味を伝える場合を指すことが多い．いずれにせよ，これらは重篤な発話障害で起こり，全失語や重度 Broca 失語に見られる．

6. 反響言語（エコラリア：echolalia）

相手が言った言葉を繰り返す症状である．意味の理解を伴わずに，オーム返しするものは自動的反響言語と呼ばれ，"あなたのお仕事は何ですか？"に対し"私の仕事は何ですか？"と聴き返すような口調で，言葉も一部変化させて繰り返すものは反問性反響言語あるいは減弱性反響言語と呼ばれている．こちらが"犬も歩けば…"と話し始めると，自動的に"棒にあたる"などと後の部分を補ってしまう現象，補完現象（completion phenomenon）も反響言語と一緒に見られることが多い．

7. 失文法と錯文法

欧米では助詞や助動詞などの機能語が脱落し，名詞，動詞，形容詞などの内容語のみの発話になる症状を意味しているが，日本語では機能語だけが脱落することは稀で，"凧上げ…この人…読書…"など，動詞が出ず，名詞のみの単語や句からなる電文体になることが多い．このような症状は主に Broca 失語で見られる．機能語だけが脱落する本来の失文法は交叉性失語（右利き右半球損傷で起こる失語症）で見られる．

これに対し錯文法とは"ジュースにコップについてです．"など

動詞も機能語もあり，文としての形式は保っているが，その機能語が誤った使われ方をしている場合を指す．主に流暢タイプの失語症で見られる．

＊発語失行は特殊なものなので後に章を設けて論じる．

8．読みと書字の障害

a．錯読

ある文字を他の文字に読み誤ることである．錯読には，"天井"を"天丼"と間違えるなど形態の似た他の字に誤る視覚性錯読，"けいと"を"とけい"と間違えるなど音韻の誤りを反映した音韻性錯読，"鉛筆"を"筆"と間違えるなど意味的に近いものに誤る意味性錯読がある．

b．錯書

誤った文字を書くことである．錯書には錯読同様，形態的に似た文字に誤る形態的錯書，意味的に似た文字に誤る意味性錯書，音韻性の誤りを反映した音韻性錯書がある．

近年，認知神経心理学的モデル（図 1-12 参照）に基づいてさまざまなタイプの読み障害，書字障害が提案されるようになった．以下はよく使われるようになった用語の一部である．

c．表層失読（Surface Alexia）あるいは正書法失読（Orthographic Alexia）

音と綴りとの関係が不規則な語（不規則語，例：wrestle）が読めない症状．規則的であれば実在語でなくても読める．このことから，図 1-12 の正書法レキシコンルートが障害されていると考えられ正書法失読とも呼ばれる．非実在語も実在語として受け入れてしまい，語性判断も障害される．

d．深層失読（Deep Alexia）

意味性錯読が誤りの5％以上見られる症状（Coltheart, 1980）．意味性錯読とは意味的に類似した語に読み誤ることで，反対語（例：右を左），類似語（おにぎりをおむすび），上位語（大根を野菜），下位語（動物を犬）などへの錯読をいう．しかし，機能

語が読み難い，実在語が読めない，正書法（視覚性）錯読など多彩な読み誤りも見られ，そのメカニズムに関してはさまざまな想定がなされている．

e．**音韻性失読**（Phonological Alexia）

　非実在語が読めない症状．文字―音韻ルートが障害され，正書法レキシコンルートのみで読むため，熟知性の高い実在語は読めるが，非実在語はこれに類似した実在語に読み誤ったり，まったく読めなかったりと障害される．同様に，心像性の高い名詞や動詞にくらべて，助詞や助動詞などの機能語は読みが障害されやすい．

f．**意味性失読**（Semantic Alexia）

　音読はできるが読解が困難な症状．意味システムの障害で起こると考えられ，文字―音韻変換は障害されていないので，実在語も非実在語でも読めるが意味に結びつかない．アルツハイマー病で見られる．

g．**正書法（視覚性）錯読**

　同じ文字を共有する別の語に読み間違える症状．長さや文字の形など厳密な意味での視覚的類似性というよりは，一部似たところから別の語を連想して読んでしまうような誤りである．

h．**表層失書**（Surface Agraphia）**あるいは語彙性失書**（Lexical Agraphia）

　不規則語が書けない症状．正書法レキシコンが障害され，音韻―文字ルートを用いて書字をすると考えられ，不規則語を規則的に書いてしまう錯書が見られる．

i．**音韻性失書**（Phonological Agraphia）

　非実在語が書けない症状．音韻―文字ルートが障害されたために起こると考えられている．

j．**深層失書**（Deep Agraphia）

　非実在語や機能語が書けない，心像性の低いものがより困難，意味性の錯書などが見られる症状．音韻性錯書と合併することがほとんどである．

以上，失語症を理解するための基礎知識を概観した．これらは本書を読み進めるのに十分な知識となっている．しかし，その名のとおり，これらはあくまで基礎に過ぎず，より詳しい知識を得るためにはそれぞれの分野のしかるべき成書に当ってもらいたい．

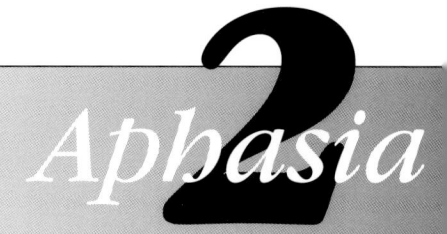

失語症のタイプ分類

失語症のタイプ分類は絶対的なものではない．タイプ分類は症候群を簡潔に表現するとともに失語症をどのようなものと理解するか，すなわち失語症理論をその中に含んでいる．したがって，失語症のとらえ方（失語症理論）が違えば自ずとタイプ分類も違うものになる．

代表的なものに，主に病巣の局在に基づく"古典的分類"，機能システムの局在に基づく"Luria の失語症分類"，症状に焦点を当てた"Schuell の失語症分類"が挙げられる．現在，本邦で広く使われているのは"古典的分類"の流れをくむものなので，これを中心に話を進める．

A. 古典的分類

脳の特定の部位に特定の能力が宿るという"局在"の概念を明確にした Gall の骨相学以来，左半球病巣で言語障害が多いという"Dax の法則"などを経て，左第三前頭回脚部に"話すことの座"を位置付け，その病巣で"aphemie"が起こると提唱した Broca（ブローカ）に至って失語症研究の基礎が築かれた．しかし失語症理論の確立は，"聴いて理解する"能力の座を左上側頭葉後部に位置付け，さらにこれと左前頭葉の"話すこと"の中枢との連合を仮定した Wernicke（ウェルニッケ）を待たなければならなかった．

Wernicke はこの失語症理論に基づき，運動失語，感覚失語，伝導失語の 3 つの失語症タイプに分けた．彼は後に Lichtheim（リヒトハイム）とともに失語症を図 1-10 のような 7 つの失語症タイプに分類した．現在の分類（新古典的分類）と異なる部分は，1）話すことだけの障害（純粋語唖，アナルトリー，アフェミア，発語失行等）や聴覚理解のみの障害（純粋語聾等）のよ

うな純粋型をそれぞれ皮質下性運動失語，皮質下性感覚失語と分類して失語タイプに含めている点，2) 失名詞失語（健忘失語），全失語，超皮質性混合失語（孤立性失語）が含まれていない点である．なお，Wernicke-Lichtheimの失語モデルでは，"皮質性"，"皮質下性"，"超皮質性"という表現を用いているが，これは解剖学的な意味ではなく彼らの失語症理論によるもの，つまり仮説上の用語であり，後に紹介する"皮質下性失語"とは意味が違うので注意を要する．

このWernicke-Lichtheimの失語症理論を基に古典的分類が確立する．その後，Goldstein（ゴールドシュタイン），Luria（ルリア），Schuell（シュール）など違った見地からの失語症分類も起こったが，Geschwind（ゲシュウィント）-Goodglass（グッドグラス）らボストン学派により，古典的分類が再び脚光を浴びるようになり，わが国もその影響を強く受けている．

失語症タイプを診断する場合，そのタイプの失語症を最初に記載した論文に戻り，その症状に沿って，あるいはその病巣に沿ってタイプ分類を行うこともひとつの方法ではあるが，先にも述べたようにタイプ分類はその中にそれぞれの失語症理論が組み込まれているので，やはりセットで採用するのが整合性に富み最も適切と考える．ここでは，わが国で広く使われているボストン学派の分類を紹介したい．

図2-1 古典的分類基本8タイプ

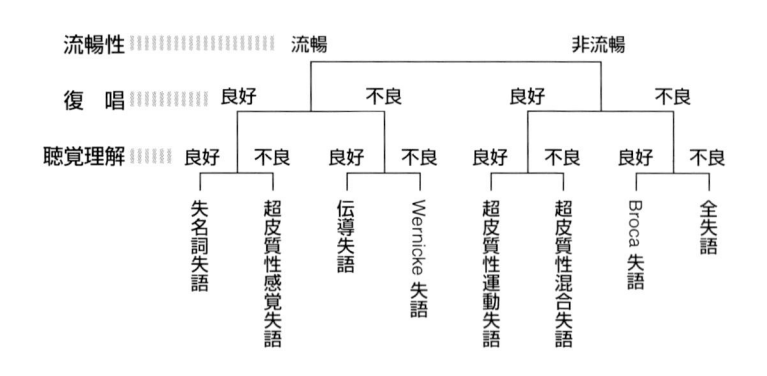

この分類では失語症を，1) 流暢性，2) 聴理解，3) 復唱の3側面の障害の程度により8つのタイプに分けている（Kertes, 1982）（図2-1）．この分類基準は古典的分類あるいは新古典的分類派（以下"古典的分類"で総称する）の間で使われてきた失語症状の観察による分類のためのアルゴリズムをそのまま分類基準にしたものであるから，いわば古典的分類の骨格のようなものである．したがって，大抵の古典的分類とも矛盾せず，症状のどの側面に重点を置いて分類すればよいかを示してくれる点で，初心者には使いやすい．

1. 失語症基本8タイプ

失語症では多くの場合，読み書き障害は話すや聴くの障害よりも重篤で，常に認められる症状であるが，タイプ分類の基準には入っていない．文字言語（読む，書く）能力は学歴などの生育

表2-1 失語症のタイプ分類

基本8タイプ （言語の4つのモダリティが障害）	非流暢型失語	全失語
		Broca失語
		超皮質性混合失語
		超皮質性運動失語
	流暢型失語	Wernicke失語
		伝導失語
		超皮質性感覚失語
		失名詞失語
純粋型 （言語の1つのモダリティが障害）		純粋語唖
		純粋語聾
		純粋失書
		純粋失読
文字言語のみの障害		失読失書
皮質下性失語 （損傷部位により分類）		視床失語
		被殻失語
特殊な失語		交叉性失語
		緩徐進行性失語
		その他

環境や個人の仕事や趣味などの生活環境によっても影響されやすく，口頭言語（話す聴く）に比べいわゆる"正常範囲"が得られ難い．臨床的にも失読失書のように文字言語だけが障害されることはあっても，発話障害と聴覚理解障害，つまり口頭言語障害があるのに文字言語障害が皆無ということはほとんどない．文字言語能力は通常は口頭言語の獲得後にこれを基礎として習得されるため，同じ言語でも両者間に一線を設けて置くのは，両者の関係が完全に解明されていない現在では直感的に賢明なことかもしれない．また，分類基準は必要最小限が理想であり，効率が良いので話し言葉の症状のみでタイプ分類を行ってこうむる損失は意外に少ない．

以下に，分類の基準を示す基本概念とこれと一線を隔して，臨床でよく見られる言語症状，合併症，病巣，類似概念，そしてこれらが具体的にどのような臨床像なのかを失語タイプ毎に簡単にまとめた．基本的概念と頻発症状，臨床像を分けたのは，失語症状は一つとして同じものはないであろうに，経験の浅い言語聴覚士は往々にしてタイプ分類に際し，教科書に描かれた臨床像と目の前の患者の症状とを比較して少しでも一致しない点があると，どう判断してよいか混乱することが少なくないからである．

2．Broca 失語

基本概念：非流暢な発話，自発話と同様に障害された復唱，自発話に比べ比較的良好な聴理解．

頻発症状：発語失行，自動的発話と意図的発話との乖離，失文法
頻発合併症：右片麻痺，右顔面麻痺，口腔顔面失行
病巣：Broca 領野，中心前回および後回，島など環 Sylvius 言語領域前方病変（図 2-2）
類似概念：皮質性運動失語，運動失語，語唖，遠心性運動失語等

図 2-2
Broca 失語（A）と Wernicke 失語（B）の病巣

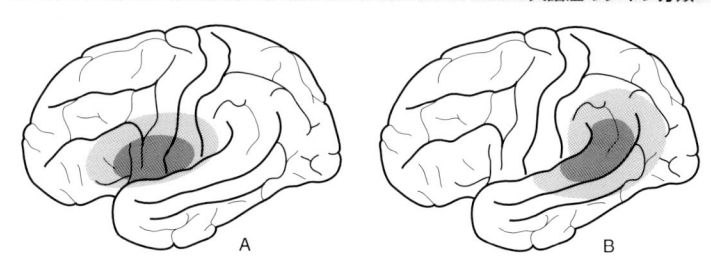

臨床像

話す："あー""んー"などの"短い無意味な発話"のみの状態（WAB 流暢性 0），"タン"などの無意味語，"ほんとに"などの残語だが"多様なイントネーション"を持ち，そのために何らかの意味が伝えられる状態（流暢性 1），"と（ほ）　ん（本）""た　と（こ）（凧）"など単語レベルでの表出で努力してやっと言い，しかも音の誤りが見られる状態（流暢性 2），"とめとめとめとめ…"など音韻的に幅のないワンパターンの音韻性ジャルゴン（再帰性発話）を聞き取れないくらい小さい声で話す状態（流暢性 3），単語レベルの発話が主だが，ときに"と（ほ）　ん　よぶ（む）""こ（ほ）　ん　が"など動詞や助詞が出ることもある，うまく言葉が出ない時の"んーだめだな"などの決り文句以外は文にならない状態（流暢性 4），"お，お，おとこの…ち，ひとが…ほんど（を）…ど，よむ"など文が増えるがまだ電文体が見られる状態（流暢性 5）のいずれか．つまりワンパターンの発話しか見られない（残語，再帰性発話），完全な文がめったに出ない（失文法あるいは電文体），発話が渋滞し自然なイントネーションが見られない（発語失行）ようであればほぼ条件を満たす．これらに当てはまらない場合は 1 回の発話の長さや 1 分間の話量を検討する．

聴く： Broca 失語の聴覚理解障害の幅は広く，WAB では聴覚理解の得点が 40％ 以上から 100％ までとなっている．SLTA など他の検査では決められた値はないが高頻度の日常物品が少なくとも 8 割程度は理解可能な状態と考えられる．上限は失語症検査ではまったく誤らないことも可能であるが，発話速度がより速く

なったり，情報量が多くなったり，より複雑な文であったりと負荷がかかると障害が明らかになる．

　復唱：原則として自発話と同様に障害されるが，実際には喚語の負担がなくなるために自発話よりはやや誤りは少なくなることが多い．WABではまったくできない場合から80％を超えない場合までの幅がある．単語の復唱はある程度可能なことがあっても3文節以上の文の完全な復唱は困難なことが多い．

　Broca失語の臨床像は重症な場合は全失語に限りなく近く，軽度な場合は限りなく失名詞失語あるいは純粋発語失行に近くなる．極端な場合は同一の患者で，発症直後，急性期，慢性期と全失語から失名詞失語に移行する場合も十分考えられる．失語症では文字言語（読む，書く）は一般に口頭言語（話す，聴く）より障害が重いがBroca失語も例外ではない．また，書字は一般に読み，特に漢字の読解よりも障害されるが，Broca失語では丁度発話の障害に比べ聴覚理解が良いように読解と書字の差が明確であることが多い．

3．Wernicke失語

　　基本概念：流暢な発話，ほぼ同程度の復唱障害と聴覚理解障害

頻発症状：音韻性錯語，語性錯語，ジャルゴン，錯文法
頻発合併症：病識の低下，右同名半盲
病巣：Wernicke領野を含む側頭葉，角回，縁上回など環Sylvius言語領域後方病変（図2-2）
類似概念：皮質性感覚失語，感覚失語，語聾

臨床像

　話す：正常なプロソディ（抑揚，発話速度，リズム）で1回の発話の長さや話量が十分である．これはよく"遠くから聞くと正常な発話に聞える"と表現される．"遠くから"というのは実際には錯語が頻発し内容が聞こえれば障害があることがわかるから

である．音韻性錯語が主で，新造語となったり極端な例では音韻性ジャルゴンとなったりする場合（流暢性7）と顕著な喚語障害があり，迂言が見られ，また，語性錯語があり，ときに意味性ジャルゴンとなる場合（流暢性8）が見られる．Wernicke失語の発話はBroca失語の発話と色々な点で対照的である．Broca失語の発話は必要最小限の語以外が省略される傾向があり，話す量に比べて情報量が多い．他方，Wernicke失語の発話は不必要な音節や語や句が付加され，逆にキーワードが出てこず話す量に比べて情報量が少ない（empty speech：空虚な発話）．"スムーズに話すが，何を言っているのかわからない"と感じればWernicke失語の発話である．急性期，Wernicke失語でときに話量が著しく増え，何かにせかされるように話すことがあり，語漏（logorrher あるいは press of speech）と呼ばれる．しかし，時が経つにつれ，自分の言っていることが回りで理解されていないことに気づきこの傾向は少なくなる．

　聴く：Wernicke失語の最大の特徴は聴覚理解の障害が顕著なことである．WABの聴覚理解の得点では0%から最高でも70%までとしている．Broca失語と異なる点は聴覚理解障害にいくつかの質的違いが見られる点である．まず一つは，音韻レベルの障害が目立つタイプで，"か"や"た"など音韻の識別が困難なために聴いた語の意味がわからないなど，語音聾に近い聴覚理解障害となる．発話でも音韻の誤りが頻発し新造語や音韻性ジャルゴンとなることが多い．病巣も純粋語聾に類似し，聴覚中枢，聴覚連合野を含む上側頭葉病巣で起こる．このタイプの文字言語（読解と書字）は比較的保たれることが多い．他方，意味レベルの障害が目立ち，語音識別は比較的良好で，単語レベルの復唱はある程度できるが意味がわからないなどで超皮質性感覚失語に近いタイプがある．病巣は中側頭回から下側頭回を中心とすることが多い．さらに病巣が角回や縁上回など頭頂葉が中心となり，聴覚理解が比較的良好で発話も錯語が少ないが読み書き障害が目立つ失読失書に近い臨床象を呈するタイプも見られる．

　復唱：聴覚理解障害の程度に平行して障害されることが多い

が，超皮質性感覚失語に近いタイプでは単語程度であれば聴覚理解より良好となる．

　Wernicke失語の臨床像は上記のように比較的病巣と対応する．側頭葉には一次聴覚野，二次聴覚野，聴覚連合野があり，頭頂葉には文字言語機能等が推定されているので病巣の広がり具合により，上側頭葉が中心病巣であれば語聾に，後下方側頭葉が中心病変であれば超皮質性感覚失語に，頭頂葉が中心病巣であれば失読失書に近い臨床象となる．そして病巣が広範囲に及べばこれらすべての症状が混在した臨床像となる．

　Wernicke失語はBroca失語と並び古典分類の中でWernicke領野（22野），Broca領野（44，45野）といった脳の部位を含む名称となっている．実際，Wernicke領野はWernicke失語では大抵含まれる病巣であるし，Broca領野も同様である．ところが興味深いことに，Broca領野の限局病変では永続する典型的なBroca失語は起こらず軽度の失名詞失語や超皮質性運動失語を呈し，Wernicke領野でも同様にWernicke失語は見られず，軽度の失名詞失語を生じ，両者とも一過性の失語で終わることもしばしばある．Broca領野もWernicke領野も必要条件ではあったとしても十分条件ではないことに注意したい．なお，濱中（1984）によれば梗塞性失語における出現頻度はBroca失語とWernicke失語が最も多く，それぞれほぼ1/4ずつを占め，合わせて約半数の失語症がBroca失語かWernicke失語ということになる．

4．全失語

　　基本概念：非流暢な発話，自発話と同様に障害された復唱，重篤な聴理解障害

　　頻発症状：発語失行，残語，再帰性発話
　　頻発合併症：右片麻痺，右顔面麻痺，口腔顔面失行，右同名半盲，病識の低下
　　病巣：環Sylvius言語領域前方および後方を含む広範囲な病変

図 2-3
全失語（A）と伝導失語（B）の病巣

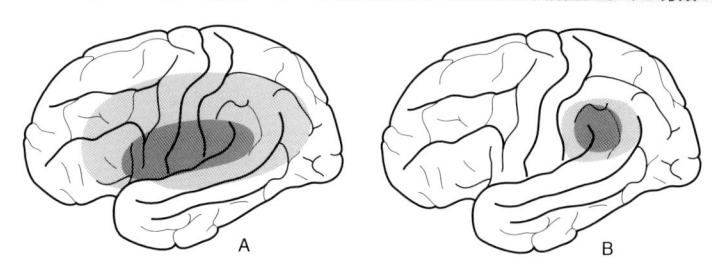

が典型である．しかし，より狭い複数病変でも起こることがある（図 2-3）．

臨床像

　話す：流暢性はWABでは0から4までとなっている．したがって，まったく意味のある発話がない，再帰性発話，残語の状態から一語文程度の発話となるが，典型的には再帰性発話や残語が中心で，質問に一語文で答えられるようになれば，むしろBroca失語に分類することが多くなる（あるいは混合失語を分類に含めている場合は混合失語）．

　聴く：全失語の聴覚理解障害は0〜40％と幅が若干あり，いくつかの日常物品の理解が可能な場合が多い．聴覚理解はBroca失語との鑑別の重要なポイントで40％以上であればBroca失語となる．しかし，前述のようにBroca失語の重度は限りなく全失語に近いのでその区別は必ずしも明確でない．

　復唱：復唱はまったくできないことが多い．できても短い単語程度である．

　全失語は上記のように最も症状の重い失語である．失語症の最大の原因疾患，脳血管障害では急性期に失語症状が最も重く，その後症状は改善する．したがって，急性期に全失語で発症しても，その後改善しBroca失語やWernicke失語に移行することも稀ではない．他方，原因疾患，病巣，年齢等に影響されるものの，全失語が永続する場合も少なからずある．全失語では病巣が広いか多発性であることが多いため，言語以外の高次脳機能障害

の合併が頻繁でコミュニケーション障害をより重くしている．なお，一語文程度の発話で日常物品程度の理解もある程度可能な場合は混合型失語とする分類もあり，全失語の基準は人により若干異なることがある．

5．伝導失語

基本概念：流暢な発話，顕著な復唱障害，良好な聴理解

頻発症状：音韻性錯語とこれを修正して目標音に近づこうとする接近行為（conduite d'approche），音韻性錯読，錯書
頻発合併症：口腔顔面失行，観念運動失行，感覚障害
病巣：縁上回を中心とする左頭頂葉皮質および皮質下白質，弓状束，島および左聴覚野（図 2-3）
類似概念：復唱失語，求心性運動失語

臨床像

話す：初心者にとって流暢性評価で最も難しいところである．伝導失語の自発話は複数の文を続けてスムーズに話せるほとんど正常に近いものから，単語一つを言うにも音韻性錯語が頻発し，言い直しが繰返されスムーズとはとても感じられないものまでさまざまで，一般的な"流暢"の概念であるスムーズさを基準にすると評価を誤る．WABの流暢性評価では英語版では流暢性 5 ～ 10 とすべての流暢性発話（英語版では 5 以上を流暢型と考える）がありうるとしている．ポイントは発話の渋滞が発語失行のためでないこと，すなわち喚語困難や音韻性錯語の修正行動（接近行動：conduit d'approche）のためであることと，これを除けば日本語としてのプロソディが十分保たれていることである．伝導失語のこのような発話の特徴のため，流暢性のもう一つの指標である話量（1分間当たりなどの機械的な話量測定）では評価し難い．伝導失語の最大の特徴は"復唱障害"であるはずであるが，自発話がこのように一定でないので，自発話に比べ復唱が劇的に障害される場合から，その差があまりないものまでさまざまである．

聴く：日常会話レベルでは良好であるが，複雑な文では誤ることが多い．
復唱：音韻性錯語とその修正行動のため著しく障害される．

　WernickeとLichtheimが提唱した伝導失語における弓状束の重要性は，縁上回等の皮質こそが重要であるという見解や聴覚野と島が重要であるとする見解などが見られる現在は，絶対的なものから相対的なものへと変わってきている．症状もWernicke失語から改善して伝導失語になった後方病巣のものと，前方病巣（縁上回前方から中心後回）のものでは違いが見られる．また，復唱障害のメカニズムに関しても音韻の選択や配列など音韻の表出過程の障害と考えられることが多いが，Warrington（1969）らの提唱した聴覚言語性短期記憶の障害と思われる例も少ないが見られている．伝導失語はその発症率がBroca失語やWernicke失語等に比べ比較的低いので，その全体像はまだこれから明らかにされるであろう興味深い失語タイプである．

6. 超皮質性感覚失語

　基本概念：流暢な発話，聴覚理解に比べて良好な復唱，中～重度の聴理解障害

　頻発症状：語性錯語，空虚な発話（empty speech），読解障害，書字障害（特に自発書字）
　病巣：側頭-頭頂-後頭葉接合部領域など多様
　類似概念：語義失語，Luriaの意味失語

臨床像
　話す：最も超皮質性感覚失語の特徴が端的に現れるのは，"お名前は？"と聞くと"え？名前？名前って何ですか？"といった返答である．これは，復唱が良好であるのに聴理解が障害されているために生じる発話パターンである．自発話は主に語性錯語が中心の流暢な発話であることが多く，一見，障害がないかのよう

に感じるが，何を言いたいのかわからない，いわゆる空虚な発話が特徴である．

聴く：聴覚理解障害は典型例では重いことが多いが，単純な文の理解は可能であるような軽度の場合もある．

復唱：きわめて良好で，文法的に誤った文，無意味綴りや外国語までも復唱可能だが，意味理解は伴わない．

超皮質性感覚失語は，聴覚言語野から意味野が離断されたために，復唱はできるがその意味理解に到達しない失語症候群として，Wernicke と Lichtheim らにより提唱され，責任病巣としては後方言語野を取り囲むようなものが想定された．近年は病巣の広がりにより，側頭・後頭葉中心の語性錯語が頻発し聴理解障害も重篤なタイプと，頭頂・後頭葉中心の語性錯語の比較的少ない，空間的意味理解（～の上に，～が～に～された等）を要しない聴覚理解障害の軽度なタイプ（Luria の意味失語）などを分けようとする見方もある．この後者のタイプでは手指失認，左右失認，失算，失書の症候群である Gerstmann 症候群が合併することが多い．超皮質性失語は予後が比較的良好で，多くは失名詞失語に移行する．

超皮質性感覚失語の一種でわが国で名づけられた失語タイプがある．これは語義失語（井村，1943，1971）と呼ばれるもので，漢字を使うために生じる特徴的な症状に注目したものである．日本語では仮名と発音の対応は規則性が強いので，意味がわからなくても読めるし書ける．ところが漢字の場合は1つの字に音読みと訓読みがあり，場合によって読み分けるので，意味がわからなければ正しく読めない．書字の場合は同じ音の漢字が複数あるのでさらに意味が重要になる．語義失語の患者は仮名文字の書き取りや音読は良好だが，意味理解が障害されているので"果物"を"かぶつ"と読んだり"机"を"筑江"と当て字（類音的錯書）を書いたりして，漢字が障害される．語義失語の診断基準にはこの漢字の類音的錯書や錯読が欠かせない．また，意味失語とは統語的側面よりも単語の意味，語義の障害が重い点で異なり，ま

た，音韻性錯語や音韻性錯読・錯書など音韻性の障害が見られない点で Wernicke 失語から回復して超皮質性感覚失語となる一群とは区別される（榎戸，1984）．病巣は第一側頭回を除く側頭葉病変が主で，なかでも変性疾患が多い．

7．超皮質性運動失語

基本概念：非流暢な発話，良好な復唱，良好な聴理解

頻発症状：無言症，発話開始の遅れ，保続，声量低下
頻発合併症：病的反射，下肢の麻痺や感覚障害（補足運動野）
病巣： Broca 領野の前方あるいは上方，補足運動野を含む前頭葉内側面，側脳室前角の前外側部白質
類似概念：力動失語，自発唖

臨床像

話す：発話がまったく見られない無言症で発症することが多い．その後も，自発的に話すことはきわめて稀である．"お名前は？"と聞くと"名前は佐藤太郎"などと相手の使った言葉を取り入れて答え，しかも，多くは短い発話となる．発語失行はないが，話量の減少と1つの発話の短さが非流暢とされるゆえんとなる．呼称課題は比較的良好であるのに，動物の名前等を列挙する課題（語流暢）は著しく困難となる．同様に自発的に発話できない場合でも語頭音ヒントなどのプロンプト（促進刺激）を与えると可能になることが多い．保続が目立つ症例もある．

聴く：日常会話レベルの理解は良好．

復唱：きわめて良好，しかし，意味を理解して復唱するので文法的に誤った文，無意味綴りなど，意味がとれないものは困難となる．

超皮質性運動失語は言語自体の障害というよりも，自発性の低下や保続など前頭葉機能の障害が影響を与えている印象が強い．Broca 領野前方上方，すなわち前頭葉背外側の損傷では保続

や語流暢性の低下など実行機能の障害の影響を受け，補足運動野を含む前頭葉内側面の損傷では無言症，声量の低下，発話開始の遅れなど運動開始の障害の影響が前面に出る．前者のタイプは力動性失語（Luria），後者は補足運動野失語などと呼ばれることがある．いずれにしても失語としては症状は軽度で多くは失名詞失語となる．

8．超皮質性混合失語（孤立性失語）

基本概念：非流暢な発話，良好な復唱，重篤な聴理解障害

頻発症状：エコラリア（反響言語），補完現象
頻発合併症：右片麻痺，右同名半盲，病識の低下が見られることがある
病巣：Broca 領野の前方あるいは上方および側頭-頭頂-後頭葉接合部領域
類似概念：言語領野孤立症候群

臨床像

話す：自発話はめったに見られないので，まったく発話できない印象を持っていると，ときに"今日はご気分いかがですか？"という検査者の質問に"いかがですか？"とその一部を自動的に繰り返すエコラリアや，検査者が"犬も歩けば…"と言うと自動的に"棒にあたる"と言ったりする補完現象に驚かされる．しかし，多くの場面では何も反応せず，ボーッとこちらを見ていることが多い．

聴く：きわめて重篤．

復唱：自発話に比べ良好であるが，超皮質性感覚失語や超皮質性運動失語ほど良いことは稀で，やや長めの句や簡単な文程度が可能である．意味理解を伴わない復唱なので，文法的に誤った文，無意味綴りや外国語までも，短いものなら復唱可能である．

超皮質性混合失語は比較的稀な失語タイプで，症状は復唱を

除いてすべてのモダリティが重篤に障害される重度の失語症である．病巣も古典的には環 Sylvius 言語野を取り巻くようなもので，言語野が孤立するために復唱のみが保たれると考えられていたが，実際には環 Sylvius 言語野も含めた左半球の広範囲な病巣や，逆に頭頂後頭葉や基底核などに限られた病巣でも見られており，確定しない．前者のような広範囲な病巣では右半球で復唱が行われている可能性が，また，後者のような限られた病変では病巣以外の部分の代謝や血流の低下などの可能性が考えられている．いずれにしろ，予後は良くないことが多い．

9．失名詞失語

基本概念：流暢な発話，良好な復唱，良好な聴理解

頻発症状：迂言
病巣：特定不可
類似概念：健忘失語，失名辞失語

臨床像
話す：喚語困難のために停滞する以外は正常と変わりない流暢な発話である．言おうとする語が出てこないので，"えーとほら，丸くて赤い，ほら，あの，甘酸っぱいやつ（りんご）"など説明したり，"ソファには座布団…座布団じゃないんだけど…西洋の座布団っていうか…が2つあります（クッション）"など意味的に似た他の言葉（語性錯語）が出て，これで説明するなどの迂言が見られ，全体として回りくどい表現になってしまうことが多い．
聴く：正常である場合から，複雑な文や長い話で困難を生じる軽度の障害までさまざまである．
復唱：正常と同じ程度に良好である．

失名詞失語は前述の通り，Broca 失語，Wernicke 失語，伝導失語，超皮質性感覚失語，超皮質性運動失語から回復してなる場合と，発症当初から失名詞失語を呈する場合とがある．そのた

め，責任病巣が確定しない．喚語困難は右半球損傷でも生じることもあり，したがってこれを失語タイプに含めることを疑問視する見方もある．しかし，喚語困難だけでなく読み書き障害や軽度でも聴覚理解障害がある場合はやはり失語症であり，臨床上の利用価値は十分ある失語タイプである．

B．皮質下性失語について

皮質下にある基底核や視床などは，それ自体に言語機能があるかどうかはまだ結論が出ていないが，たとえば被殻出血の急性期には半数以上で失語症が見られ，慢性期でも失語が持続することが少なくない．そのため皮質下病巣の失語症は臨床では比較的よく出会う．しかもこれらは皮質性病変の失語症タイプとは異なる特徴を持っており，現在では上記の古典的分類の8つの失語症タイプとは別の失語症候群として"内包・被殻失語症候群（Naeser, 1982）""非定型的失語症候群（Damasio, 1982）""線条体・内包失語（Benson, 1996）"などと呼ばれている．

皮質下で起こる失語症は視床病巣で生じるものと，被殻を中心とする病巣で生じるものに大きく二分される．古典的分類と大きく異なる点は皮質下性失語は失語症状の特徴で分類されるのではなく，病巣で分類される点である．

1．視床失語

比較的特徴的な症状を持ち，視床で起こる失語は視床失語と呼ばれる．Alexander & Benson（1991）は視床失語を下記の3タイプに分けている：

タイプ1：傍内側部の病巣で，注意および記憶障害を生じ，言語障害としては喚語障害と注意障害のために二次的に生じている障害が見られる．

タイプ2：前外側部の病巣で，超皮質性感覚失語あるいは超皮質性運動失語に類似した症状を生じる．文法障害はないが短い発話，ときにエコラリアが見られる，比較的良好な復唱，聴覚理解障害，重篤な読み書き障害と喚語障害．声量の低下が見ら

れる．神経症状としては右上下肢の寡動，顔の模倣障害．

タイプ3：外側部のみの病巣では軽度の喚語障害のみ．しかし，病巣が線条体や内包に進展している場合はタイプ2に類似した症状を呈する．神経症状としては右片麻痺，右感覚障害，視野障害など．

このように視床失語の特徴は声量の低下や良好な復唱能力とともに注意障害によって二次的に生じる保続や症状の変動がポイントとなる．

2．被殻・内包失語

被殻を中心とする病巣で生じる失語症の特徴は，その病巣の大きさや部位によりさまざまで，ほとんどすべての古典的失語タイプに類似した症状が出現するといえる．およそ，病巣が前方に進展している場合は非流暢タイプの失語に，後方に進展している場合は流暢タイプの失語に類似する．後方に進展している場合は聴覚理解が障害され，錯語や新造語を頻発する流暢な発話でWernicke失語に類似した臨床像となる．他方，前方に進展した場合，残語以外発話がない場合もあるが，被殻・内包失語に特徴的な発話障害を生じる場合が多い．すなわち，自発話は声量が低く，不明瞭な発話であるが，復唱になるとはっきりした構音となり発話の明瞭度が増し，"比較的良好な復唱能力"と評価される．このような自発話と復唱の乖離は皮質性失語の超皮質性運動失語や超皮質性感覚失語のそれとは異質なものであるが，これを区別しないと，この"比較的良好な復唱能力"はこれらを超皮質性失語へ分類する根拠となってしまうことがある．慢性期の被殻・内包型失語はNaeserら（1982）は，前方に病巣が進展してどちらかといえばBroca失語など非流暢タイプの失語に類似した失語を呈するものを被殻・内包失語前方型；病巣が後方に進展しどちらかといえばWernicke失語など流暢型の失語を呈するものを被殻・内包失語後方型；病巣が前方にも後方にも及ぶもので全失語あるいは混合失語に類似する失語を被殻・内包失語全般型と分類している．

C. 失語症周辺の言語障害

　前述のとおり，失語症は原則として話す，聴く，書く，読むのすべてのモダリティに障害がある．この原則に従えば失語症ではないが，失語症同様，一旦獲得された言語機能が大脳の限局病変によって障害され，大脳における言語機能を考える上では明らかにその連続線上に位置する言語障害がある．まず，話す，聴く，書く，読むがそれぞれ単独で障害されるいわゆる純粋型と呼ばれるもので，順に純粋語唖（純粋発語失行），純粋語聾，純粋失書，純粋失読である．しかし，それぞれの発現メカニズムは必ずしも同じではなく，ひとつのモダリティのみの障害である点だけが共通しているといっても過言ではない．さらに付け加えれば，その"純粋"性もそれほど厳密なものではなく，他のモダリティとの差が著しいことを強調していると捉えるのが現実的であろう．逆に，患者の言語症状が純粋型であると判断する場合には，その根拠として，他のモダリティの障害との差が著しいことを示す必要がある．これはある意味でその中心にある失語症との違いを強調することが目的である．他方，純粋型は失行や失認などその外側に隣接する高次脳機能障害との鑑別を必要とする境界の障害である．純粋型のほかに，文字言語が話し言葉の獲得後に，話し言葉を通して学習されるという文字言語の特殊性を反映して，文字言語だけが障害される場合がある．これは失読失書と呼ばれている．以下ではまず，この失読失書，続いて純粋失書，純粋失読，純粋語聾，純粋語唖の順に見る．

1. 失読失書

　基本概念：ほとんど正常な発話や聴理解に対し中等度以上の読み書き障害

　頻発症状：漢字の語性錯読
　頻発合併症：喚語障害，Gerstmann 症候群

病巣：角回

臨床像

　口頭言語：自発話は流暢で，文法的にも正しく日常のコミュニケーションには支障をきたさない．また，復唱も良好である．しかし，検査をすると喚語困難や呼称障害が明らかになることが多い．また，錯語が見られることもある．聴覚理解も良好で，日常の会話では困らないが，複雑な文や長い文章の理解で障害を認めることがある．

　文字言語：原則として読みと書字は同程度に障害される．読みは音読も読解も障害される．音読では"いぬ"を"いね"などのように，また，漢字では"庭"を"花"に誤って読むなど錯読が頻発する．漢字の錯読は別の実在する語に読み誤る（語性錯読）ことが多く特徴的である．後に述べる純粋失読と違い，文字をなぞるなどして運動覚を用いる，あるいはWABの"漢字の構造を聴いて認知する"課題のように聴覚を用いるなど視覚以外の経路で文字情報を得ても読めない．書字も自発書字と書き取りが同様に障害される．写字は一般に保たれる．書字障害は両手で同じように見られる．

　失語症では一般に口頭言語（話す，聴く）障害よりも文字言語（読む，書く）障害が重い．さらに，角回はWernicke失語や伝導失語等の失語でもよく含まれる病巣である．したがって，ごく軽度のWernicke失語や伝導失語との鑑別が問題となってくる．実際，Wernicke失語で発症し，その後失読失書に移行することも稀ではない．ここではやはり口頭言語障害が失語症といえるほど重くないことが鑑別点になるであろう．すなわちWernicke失語との鑑別点は聴覚理解の明らかな良好さ，伝導失語とは復唱の明らかな良好さや自発話に見られる錯語の量の明らかな少なさが目安になる．では，失読や失書の症状は失語症のそれと違うのであろうか？　病巣が重なっていることもあり，難しい問題である．しかし，失読失書の漢字の錯読が音韻性錯読でなく語性錯読中

図 2-4
失読失書と漢字の
(失読) 失書の病巣

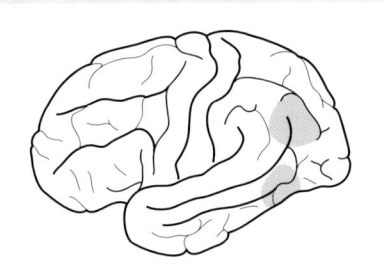

心である点は，音読を含め発話全般に音韻性錯語が頻繁に見られる Wernicke 失語や伝導失語とは一線を隔しているといえよう．

■**側頭葉後下部による文字言語障害**
　側頭葉後下部すなわち第二側頭回および第三側頭回の後部（Brodmann 37 野）で漢字の失読失書が起こる（岩田，1988）ことが報告されて以来，側頭葉後下部の文字言語における重要性が示唆されている．実際には漢字の失読は比較的速やかに改善する例（Soma，1989）も見られ，共通するのは漢字の失書で，これに漢字の失読や仮名の失書が伴う場合があると考えられている（石合，1997）．確かに漢字の読み書きは仮名とは異なり，一つ一つ形と単語とを対応させて覚える点で呼称に近く，喚語に重要と考えられている Brodmann 37 野で漢字の障害が起きるのは興味深いことである（図 2-4）．

2．純粋失書

　　　基本概念：運動障害，失語症，失行，構成障害，注意障害，知能障害等によらない書字のみの障害

　　　頻発合併症：喚語困難（軽度），Gerstmann 症候群（頭頂葉病変で）
　　　病巣：上頭頂小葉，第二前頭葉後部（Exner の書字中枢），視床

臨床像
　　　口頭言語：発話は流暢で軽度の喚語困難以外，自発話，復唱

ともほぼ正常範囲である．聴理解は日常会話レベルでは問題ないが，複雑な文や長い文で誤ることがある．

文字言語：読みは音読，読解とも文章レベルで可能であるのに対し，書字は自発，書き取りとも単語レベルで困難である．写字に障害はない．書字は漢字，仮名とも障害され，想起困難や錯書が見られる．書字障害は両手で同じように見られる．

失読失書のところでも述べたように，失語症では文字言語障害の方が一般に障害が重く，なかでも読みに比べて書字の方が障害が重い．したがって純粋失書であると判断するためにはほぼ正常な口頭言語と読み能力が示されなければならない（失語症との鑑別）．さらに，この失書症状が書くだけでなく他の行為にも影響を与える失行，注意障害等，失書を生じさせる他の高次脳機能障害によるものでないことを証明する必要がある．WABの失行検査や描画検査（構成障害），Raven色彩マトリシスがスクリーニング検査として活用できる．

純粋失書は前頭葉に病変を持つものと頭頂葉に病変を持つものではその症状が異なると考えられていた．すなわち，頭頂葉病変では文字の想起困難と文字選択の障害が主で，そのため写字は可能となり，他方，前頭葉病変では文字形態の実現の障害が生じ，そのため写字も同様に障害されると．しかし，どちらの病変でも写字は良好に保たれることが多く，また，漢字の想起困難や仮名文字の錯書が見られ，現在のところこれら2つの病変による症状の明らかな差は立証されていないようである（図2-5）．

図 2-5
純粋失書の病巣

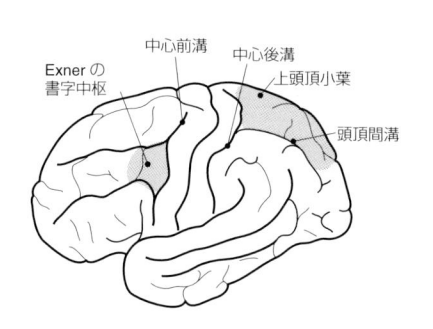

3. 純粋失読

基本概念：視覚障害，視覚失認，失語症，注意障害，知能障害等によらない読みだけの障害

頻発症状：運動覚促通効果，逐次読み（長さの効果）
頻発合併症：喚語困難（軽度），漢字の書字障害，右同名半盲，色名失名詞（主に後頭葉病変で）
病巣：後頭葉内側面と脳梁膨大部，側脳室後角後部下から角回間の白質

臨床像

口頭言語：流暢な発話でときに喚語困難が見られる以外，正常な発話である．聴覚理解も良好である．しかし，色名に関しては呼称も聴覚理解も障害されることがある（色名失名詞：color anomia）．

文字言語：漢字の錯書が見られることがあるものの，文レベルの書字は可能であるのに自分で書いたものを数分後に読めない．原則として音読も読解も同程度に障害され，一旦音読できれば意味は正しく理解できる．しかし，漢字は音読できなくてもある程度意味がわかることがある．仮名文字がある程度読める場合でもまとめて読むことは困難で一文字一文字読む（逐字読み）．そのため，長くなると誤りが増える．写字はまるで絵を真似るように行い，遅く，筆順も間違う重度障害から，比較的その障害が軽いものまでさまざまである．視覚的に読めなかった文字をなぞると読めることがある（運動覚促通効果）．同様に閉眼の患者の手をとって，検査者が字を書くと読めることがある．さらに偏や旁を聴くと読めなかった漢字を認知することもある．一般にアラビア数字の読みは良好に保たれる．

純粋失読は純粋失書とは逆に，失語で最も障害が重く出るはずの書字が良好で，かつ，自分が書いた字を読めないという劇

な症状を呈するため比較的診断しやすい．病巣も，後頭葉という一般には失語症が起こらない部位である点も判断を助ける．他方，見たものが何であるかわからない（例：ボールを見てそれがどんな機能をもつ物かなど理解できない：視覚失認を参照）視覚失認や何であるかはわかるがその名前が正しく想起できない視覚失語との鑑別は病巣も類似するので注意を要する．視覚失認は物品や絵の呼称か聴覚理解ができれば否定できる．視覚失語との鑑別は，視覚失語でも聴覚理解検査で絵や実物のポインティングができることがあるので，これだけでは不十分で，絵や物品の呼称が軽度であることを示す必要がある．

　純粋失読は，今まで見てきた言語障害とはその発現メカニズムが異なり，言語野自体には損傷がないにもかかわらず，感覚情報がそこに伝達されないために言語障害を生じている．Dejerine（1892）は角回に文字中枢を想定し，視覚情報が角回に達することで文字を読むと仮定した．それが，後頭葉内側面の損傷で右視野の情報が得られず（右同名半盲），右半球視覚野に入った左視野の情報は脳梁膨大部周辺の病巣により左角回には到達できないために読めず，純粋失書が生じると考えた．同様に Geschwind（1965）はこれを右半球視覚野と言語野の連合の離断（disconection）として説明した．視覚野以外の聴覚，触覚，運動覚等との連合は損傷されていないので，これらの経路からは読みが成立する．また，写字も文字としてでなく，図として右半球内で認知し行われると考えれば，遅く，筆順を誤るが最終的には可能である現象と矛盾しない（図 2-6）．

4．純粋語聾

　　基本概念：聴力障害，聴覚失認，失語症等によらない聴覚言語理解だけの障害

　　頻発症状：読唇，発話速度の低下による理解力の改善
　　頻発合併症：喚語困難（軽度），失音楽（軽度），純音聴力の低下（軽度），プロソディや発音の異常（軽度）

図 2-6
純粋失読の古典的メカニズム
Dejerine J: Contribution à l'étude anatomo-pathologique et clinique des differentes variétés de cécité verbale. Memoires-SocBiol 4:61, 1892

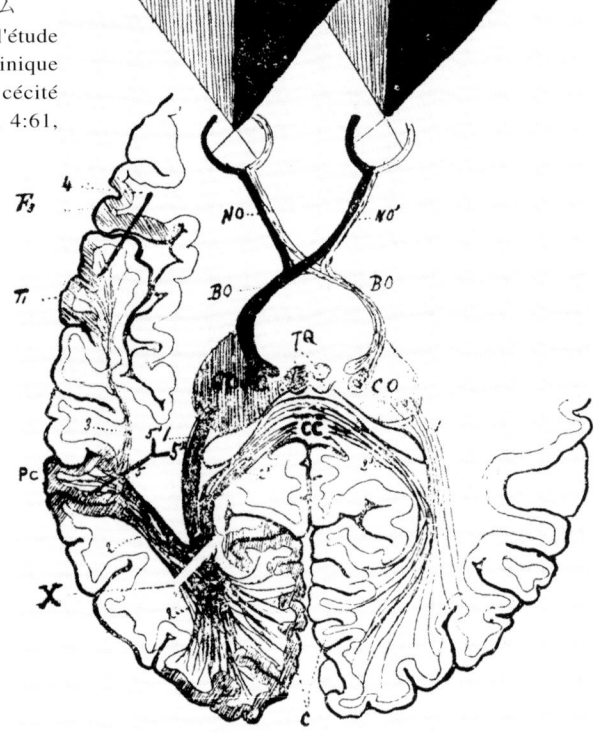

病巣：両側側頭葉，左側頭葉と脳梁線維
類似概念：皮質下性感覚失語，語音聾

臨床像

　発話：流暢な発話で文法的にも誤りのない正常に近い発話であるが，聴力の低下のためか声が大きくなったり，逆に発音が不明瞭になることがある．復唱は聴覚理解が困難なために障害される．

　聴く：聴いた語音が"か"なのか"た"なのか同定できないために理解ができない．そのため，状況ヒントや唇の動き（読唇）の助けでいったん語音の同定ができれば，文法の複雑さや語彙の頻度に影響されず意味はわかる．子音に比べ長い時間持続する母音の方が同定しやすい．同様に，ゆっくりした発話の方が理解し

やすい．音は聞こえるが内容がわからないのでまるで外国語のように聞こえると感じたりするが，実際は，母国語と外国語の区別や男女の区別，誰が話しているかなどはわかることが多い．

文字言語：原則として文字言語には障害がない．そのため，自発的に筆談でコミュニケーションをとろうとすることもある．

　純粋語聾の発現メカニズムも聴覚情報が言語野（Wernicke 領野）に伝わらないためと仮定されている点では，離断症候群である純粋失読と同じである．しかし，損傷部位が Wernicke 領野に隣接していることが多く，Wernicke 失語で発症することもあり状況はやや複雑である．自発話に錯語がなく，読解や書字が良好に保たれて自ら筆談をする点で Wernicke 失語と鑑別される．純音聴力は軽度の低下が伴うが聴理解障害を起こすほどではない．また，原則として環境音の認知は保たれ聴覚失認と鑑別される．

　聴覚言語情報は左脳では左内側膝状体から聴放線となり側頭葉の Heschl 横回（第一次聴覚野）に達し，そこからさらに Wernicke 領野に入る．右脳では同様に右の Heschl 横回まで達した後，脳梁繊維を通り左の Heschl 横回を経て Wernicke 領野に入る．最近は右半球からの聴覚情報が左 Heschl 横回を通らないで Wernicke 領野に入るルートもあると考えられている．これらのルートの損傷の組合せで，聴覚情報が第一次聴覚野には届くが Wernicke 領野に届かない状況があれば，純粋語聾が起こると想定される．そのためには Wernicke 領野は無傷でなければならない．

5．純粋語唖（純粋発語失行）

　基本概念：構音障害，失語症等によらない話すことだけの障害

　頻発症状：音の歪みや置換，プロソディ障害
　頻発合併症：喚語困難（軽度），書字障害（軽度），口腔顔面失行，軽度の中枢性右顔面麻痺，右上肢の麻痺
　病巣：中心前回下部

類似概念：アフェミア，皮質下性運動失語，純粋運動失語，アナルトリー，構音失行

臨床像

　話す：発症当初はまったく発話が見られないことが多い．その後，多くは速やかに改善し，文レベルで発話する．音の歪み，置換，付加，省略などが頻発し，明瞭度は低い．母音の引き伸ばしや音節毎に区切って発話する音節化構音が見られ，そのため発話速度が遅くなり，また，単調な発話となる．構音は改善するが歪みとプロソディの障害は残ることが多い．軽度の喚語困難が見られる．

　聴く：良好で日常会話レベルで障害はない．しかし，複雑で長い文の理解では誤ることもある．

　復唱：基本的に自発話と同じ障害が見られる．

　読む：良好で文章レベルでも可能である．

　書く：発話に比べて明らかに良好であるが，促音など仮名文字に軽度の障害が見られることもある．

　聴覚理解や読解にほとんど障害がなく，口頭でうまく言えない語や文を書くことができるようであれば純粋語唖と考えられる．Broca失語とは聴理解，読解，書字の良好さで鑑別可能であろう．特に，発話は純粋例の場合，当初から文レベルの発話や書字が見られる点はBroca失語と異なる．他方，一側の顔面麻痺が合併することが多いが，構音器官検査を行えば，構音障害をひき起こすほどの麻痺がないことがわかる．純粋語唖は経過を通して限られた音や語しか発音できないタイプと，歪み，置換，付加，省略などさまざまな音の誤りが頻発するタイプとがあり，後者のタイプは言語聴覚士の分野では発語失行と呼ばれることが多い．発語失行はBroca失語や全失語に合併することが知られており，非流暢性の大きな要因となっている．その評価と訓練は失語症の言語治療にとって重要なので，発語失行に関しては章を変えて詳しく論じる．

D. 特殊な失語症

上記の分類には入らないが診断が必要になるであろう失語症を2つ付け加える．1つは右利き右半球損傷で生じる交叉性失語，もう1つは変性疾患で起こる緩徐進行性失語症である．

1. 交叉性失語

基本概念：右利き，右半球の限局病巣，失語症

特徴的症状：ジャルゴン失書，失文法
頻発合併症：左半側空間無視

交叉性失語症とは小児期の脳損傷や利き手の矯正がない生来の右利きの人に右半球の損傷で生じた失語症をいう．Alexander（1989）によれば，交叉性失語の2/3が右利き左半球損傷で見られる病巣と症状の対応（例：前頭葉病巣でBroca失語）がそのまま右半球損傷で起こっている"鏡像タイプ"であるが，残り1/3は全失語が推定されるような前頭，側頭，頭頂葉の広い病巣でも伝導失語が起こるなど"異常タイプ"であるという．また，右半球損傷ならではの症状として，意味のとれない文字をたくさん書くジャルゴン失書がBroca失語で見られる点，また，左半球病巣で見られる失文法が主に発語の制限により名詞を中心として数語しか出ずに文にならないものが多いのに対し，右半球の失文法では比較的長い文を話すが助詞や助動詞だけが選択的に省かれる本来の失文法が見られる点が挙げられる．

2. 緩徐進行性失語

基本概念：数年以上痴呆症状を伴わない進行性の失語症

特徴：初期にはCTやMRIでは明らかな異常がない．

Mesulam（1982）が，3年以上にわたって健忘など全般的痴呆症状を伴わずに言語症状が前景に立った進行性の症状を，緩徐進行性失語と名づけた．Duffyら（1992）によれば，その多くは失名詞失語やWernicke失語など流暢タイプの失語であるが，一部はBroca失語などの非流暢タイプも見られる．失語症状が前景に立つのは1～15年で平均5.3年であり，その後は全般的痴呆症状に移行することが多い．またその病因はPick病，Creutzfeldt-Jakob病，Alzheimer病などの変性疾患である．

E. その他の失語症

失語タイプというのではないが，古典的な失語症の症状とはやや異なる症状群を呈する失語症，頭部外傷による失語症と小児失語について簡単に述べる．

1. 頭部外傷による失語症

メカニズム：急激な加速-減速が脳に加わって起きた脳損傷により生じる．ねじれによる広範囲な白質病変や脳梁損傷による半球離断，脳挫傷の骨片による損傷，圧迫によって二次的に生じる血腫，前頭葉や側頭葉先端の頭蓋による損傷（血腫も頻発），浮腫などの圧迫による側頭葉内側面（海馬）の損傷などが主な原因となる．

症状：衝撃の直後は意識消失や健忘が起こりやすい．意識レベルと意識障害の継続時間，病巣の広がりと損傷の程度が失語症状に関与する．閉鎖性に比べ開放性の損傷は骨片による損傷で失語が生じやすく，感覚運動障害も生じやすい．

言語症状：失名詞失語が最も多い．語性錯語や迂言を伴う流暢な発話で，理解や復唱は比較的保たれる．呼称は著しく障害され，意味的接近，迂言が見られる．つぎに多いのはWernicke失語で左側頭葉損傷例で見られるが，血腫の吸収，除去などにより理解は速やかに改善することが多い．言語の検査を行う際，外傷後の健忘時には見当識障害の影響を考慮する．病気に関することのみなど限られた失名詞が生じることがあるが，混迷期を

過ぎると軽快する．話が冗長で的を得ないなど談話能力の低下も見られる．

随伴症状：昏睡からの回復期に言語命令には従うが言語がまったくない症状（mutism）が生じることがある．小児失語の外傷による失語の特徴も mutism である．また，吃症状が見られることもある．

びまん性損傷や優位半球の広範囲な損傷で稀に反響言語（echolalia）や単語や句を繰返す症状（palilalia）が見られることもある．運動性構音障害（dysarthria）は比較的多く見られる．また前頭葉損傷の合併では，出来事を話す時に保続，錯話，話の筋がわからなくなるなどが見られる．

2．小児失語

定義：小児期に獲得された言語が大脳病変により障害された場合を指すことが多い（大脳病変による言語獲得の障害一般を指す立場もある）．言語がどの程度獲得された時点で小児失語と呼ぶかは曖昧であるが，便宜上 2 歳から思春期までとすることが多い．

言語症状：理解は表出に比べ比較的良好であるが，左半球損傷では患者の多くで統語の理解障害が起こる．急性期に統語の理解障害が見られる場合は失語の予後が不良なことが多い．発症年齢と統語の理解障害との関係は明らかでない．単語の理解障害は左右どちらの半球損傷でも軽度に認められる．

言語表出は無言症や電文体のような非流暢なものが多いが，流暢タイプのものもある．話量の低下や統語構造の単純化は左半球損傷に特異的で，長く残る症状の一つである．流暢タイプの失語ではジャルゴンも生じ，聴理解が著しく障害される．錯語は小児失語ではほとんど見られないと考えられてきたが，急性期には音韻性錯語，語性錯語，新造語が見られることがある．しかし，これが長く続くような場合は，より広範囲な脳損傷による他の高次脳機能障害が疑われる．呼称障害，喚語速度の低下などが急性期，慢性期に見られ，左半球損傷でより多い傾向がある．

文字言語障害は小児失語で最も頻繁かつ長く見られる症状で

ある．読みでは音読，語認知，読解での障害が特に左半球損傷で顕著である．書字も左半球損傷でより顕著な傾向がある．

■**言語症状に影響を及ぼす要因**

　脳損傷の原因：大人に比べてより広範囲な損傷で生じる傾向がある．両側損傷や広範囲な損傷では予後が不良なことが多い．

　損傷半球：左半球損傷がより小児失語を起こしやすい．

　半球内で損傷部位：明確な部位との相関が認められない．しかし，後方部位がやや優勢，また，基底核（尾状核頭部，被殻）の関与も示唆されている．

　てんかんの有無：てんかんがある場合の方が一般には予後が不良である．

　発症の年齢：発症年齢が若い方が予後が良好（Kennard の法則）と考えられていたが，年齢だけでは予後は決まらないと考えられている．

F．言語聴覚士 Schuell の失語症分類

　最後に言語治療の臨床から生まれた言語聴覚士による失語症分類に敬意を表し，先達の知恵を学ぶために Schuell の失語症分類を見る（表 2-2）．

　失語症状に焦点を当てた Schuell の分類はミネソタ失語症検査の聴く，読む，話す，書く，計算のプロフィールにより決まる．その中で，単純失語，視覚性処理障害を伴う失語，持続する非流暢性を伴う失語は予後が良い．先の 2 つは失名詞失語と，また最後のものは Broca 失語に対応すると考えられている．また，断続する聴覚理解障害を伴う失語は Wernicke 失語に，感覚運動障害を伴う失語は Broca 失語に，非可逆的失語は全失語に対応し，中等度から重度の失語と考えられている（Jenkins ら，1975）．

　散在症状を伴う失語は Schuell の分類に特徴的で，古典的分類に対応する失語はない．これは構音障害や認知の障害などを伴い，散在性の脳損傷を有し，言語機能だけでなく実行機能，認知，運動など多側面にわたり障害が見られる失語で，図 2-7 のよ

2—失語症のタイプ分類

表 2-2 Schuell の分類と古典的分類

Schuell の分類	古典的分類
単純失語	失名詞失語
視覚処理障害を伴う失語	失名詞失語
持続する非流暢性を伴う失語	Broca 失語
散在症状を伴う失語	
断続する聴覚理解障害を伴う失語	Wernicke 失語
感覚運動障害を伴う失語	Broca 失語
非可逆的失語	全失語

Jenkins ら，1975

うなモデルで示されている．このモデルの中で symbolic mode（言語様式）と呼ばれる機能の障害を失語症（単純失語）と考えており，他の失語症はしたがってこれにそれぞれ特有の障害が"伴っている"と捉えている点がユニークである．たとえば持続する

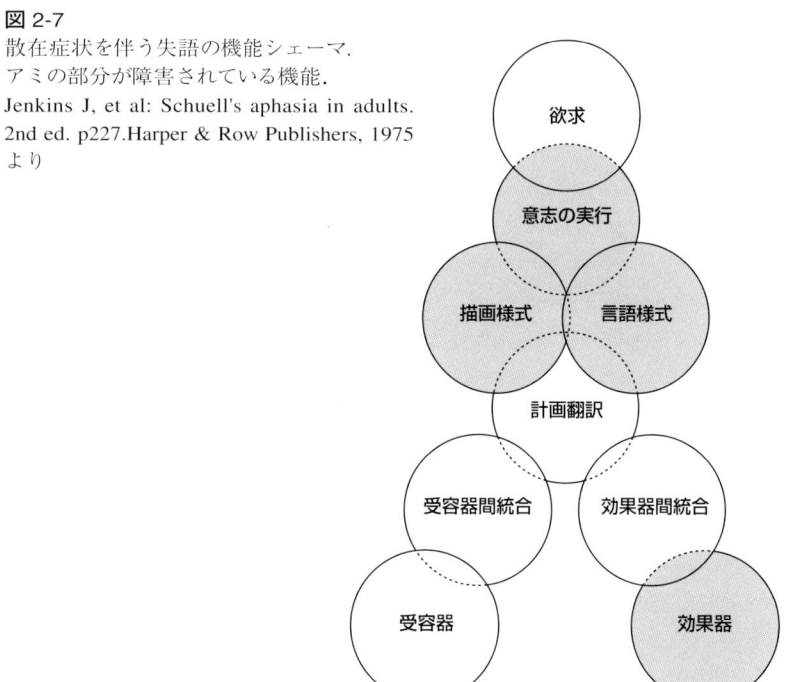

図 2-7
散在症状を伴う失語の機能シェーマ．
アミの部分が障害されている機能．
Jenkins J, et al: Schuell's aphasia in adults.
2nd ed. p227.Harper & Row Publishers, 1975
より

非流暢性を伴う失語では symbolic mode（言語様式）障害に effector synergisms（効果器間統合）の障害が伴ったものとなる．

　Schuell の分類の優れている点は，分類によって予後も判断できる点である．たとえば同じ Broca 失語でも予後の良いものとそうでないものがあることは想像できることであるが，それをある基準で分類できたのは失語症言語臨床の豊かな経験と鋭い観察力と柔軟な想像力を持ち合わせていたからであろう．さらに，言語面のみに終始するのではなく，欲求（needs）やその他の認知機能，運動感覚機能まで含めて見ている点も脳損傷によって生じる失語症という言語障害の特徴を的確に捉えている証拠であろう．

失語症の評価 *Aphasia* 3

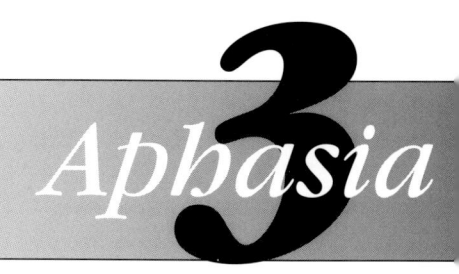

A. 評価の枠組

　　　評価に入る前に，その評価は誰が，何のために希望しているのかを確認しておく必要がある．施設入所用の資料としての依頼なのか，言語治療を目的としているのかにより，何をどう評価するかが変わってくるからである．

　　　また，患者の医学的状態も評価の方針を立てるのに重要な要因となる．原因疾患は評価の意味合いを変える．脳血管障害であれば多くの場合，発症当初に最も重い症状を呈し，急激な改善が見られる急性期，改善が緩やかになる慢性期が続く．一般に症状の変化が大きい急性期の評価から鑑別診断や予後の推定は困難で，また身体状態も心理状態も不安定なことが多く，検査の施行や検査結果の信頼性にも影響を与えやすい．

　　　さらに，病院であれば入院なのか外来なのか，どのくらいの期間あるいは回数で評価する必要があるのかも，考えなければならない．

　　　考慮すべき点を挙げればきりがないが，要は，その評価は誰がなぜ必要で，何処でどんな状況でどのくらいの時間をかけて行えるのか，どんな方法が可能なのか，評価のために必要な情報は何か，評価から欲しい情報は何か，などの枠組をしっかり取った上で評価に入るのが基本である．

B. 評価の流れ

　　　失語症臨床における評価は，診断のための評価と訓練のための評価の2つに分かれる．

　　　診断のための評価は鑑別診断と呼ばれ，失語症か否かの鑑別，重症度の特定，失語であればタイプ分類，その他の高次脳機能

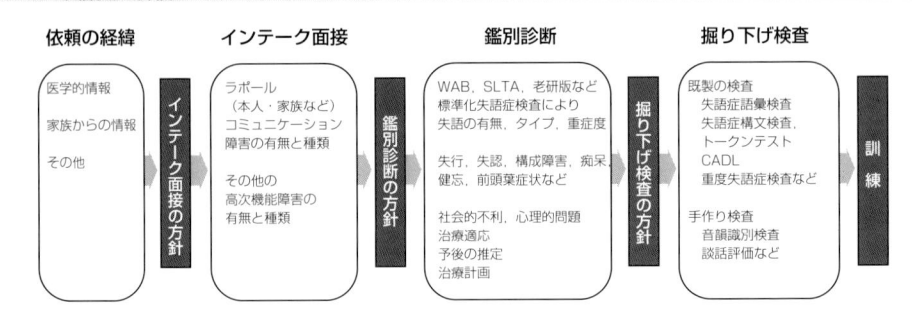

図 3-1 評価の流れ

依頼の経緯	インテーク面接	鑑別診断	掘り下げ検査
医学的情報 家族からの情報 その他	ラポール（本人・家族など） コミュニケーション障害の有無と種類 その他の高次機能障害の有無と種類	WAB，SLTA，老研版など標準化失語症検査により 失語の有無，タイプ，重症度 失行，失認，構成障害，痴呆健忘，前頭葉症状など 社会的不利，心理的問題 治療適応 予後の推定 治療計画	既製の検査 失語症語彙検査，失語症構文検査，トークンテスト CADL 重度失語別検査など 手作り検査 音韻識別検査 談話評価など

（矢印：インテーク面接の方針 → 鑑別診断の方針 → 掘り下げ検査の方針 → 訓練）

の評価を行う．ここに日常場面でのコミュニケーション能力の評価が加わるとさらに充実した診断になる．

訓練に向けての評価は掘り下げ検査と呼ばれ，言語のそれぞれの側面（話す，聴く，書く，読む，構文，談話等）の程度と障害特徴を明確にし，これに基づいてどのような治療アプローチが適切かを導き出すものである．

評価は通常，インテーク面接，鑑別診断，掘り下げ検査の順に行われる（図3-1）．いずれの検査においても重要なことがある．それは検査を行う際，1）どんな検査か，2）なぜ，その検査が必要なのか，3）不利益があるとすれば何かなどをまず説明し，同意を得てから始めることである（informed consent）．さらにその結果は，必ず十分な説明とともに患者やその家族に伝える．

C．インテーク面接（初回面接）

初めての面接はインテーク面接と呼ばれる．インテーク面接の目的はまず，患者とその家族との信頼関係を築く（ラポールをつける）ことにある．これには患者やその家族が，何に困っていて，何を言語治療に期待しているのか（主訴），また患者のこれまでの経過や患者を取り巻く環境など患者サイドの情報を得ると同時に，患者やその家族に言語聴覚士がどんなサービスを提供するものかを説明し理解してもらうことも含まれている（図3-2）．つぎに障害，特にコミュニケーション障害のスクリーニングで，引き

家族・ケアテイカーとの面談

実施日　　年　　月　　日
記入者 _____

患者氏名 _____ 面接した方の名前と続柄 _____

1. 今，一番お困りのことはなんですか？（もし，言葉以外のことが出た時は）言葉についてはどうですか？
2. それは何時，どのようにして始まりましたか？ ここにいらっしゃるまでに，何処かで言葉の治療を受けられましたか？
3. 今，患者さんはどうやって自分の意思を伝えていますか，それはどのくらいわかりますか？
4. 患者さんにはどうやって伝えていますか，それはどのくらいわかるようですか？
5. 今，患者さんはどんなお気持ちでしょうか？ご家族はどんなお気持ちですか？
6. 身の回りのことはどのくらい一人でおできになりますか？（移動，排泄，食事，入浴等）（自立していない場合）それにはどのように対処しておられますか？
7. 病前のことについていくつか教えて下さい
   利き手　　　　　　（現在の利き手　　　）親の（　　　）兄弟の（　　　）子供の（　　　）
   方言
   最終学歴
   職業
   趣味
   性格
   病前の言語習慣
8. 今後の生活について，どのようにお考えですか？
9. ここで言葉の治療を希望されていますか？（もし，希望されていれば）具体的にどのような希望をお持ちですか？治療に際し，何かこちらが注意すべきことがありますか？

図 3-2
家族とケアテイカーの面談用フォーム

続き検査を必要とするのか，あるいは別の機関に紹介するのかなど，その後の方針を立てるのに必要な情報を得る．

図 3-3 はインテーク面接用の一連の用紙例（後半には**鑑別診断検査**と**掘り下げ検査のまとめ**も掲載した）である．自分が使いやすいように一定のフォームを作っておくと，必要な情報を効果的に訊け，また評価をまとめる時に便利である．インテーク面接で評

3—失語症の評価

インテーク面接

検査月日　　　年　　月　　日（　　　科外来・入院　カルテ番号　　　　　　）
面接者（　　　　　　　　）　　担当ST（　　　　　　　）　　担当医（　　　　　　　）

一般情報（カルテ，家族面談から）

氏名 _____　性別 _____　生年月日 _____　年齢 _____
住所 _____
職業 _____
教育歴 _____
利き手 _____
家族状況 _____

趣味その他 _____

特記事項 _____

医学的情報（カルテより転載）

主訴 _____

既往歴 _____

現病歴 _____

神経学的所見 _____

画像所見（別紙図参照）_____

神経心理学的所見 _____

言語治療歴
言語初診：_____年_____月_____日

図 3-3
インテーク面接と他の評価のまとめ（フォームサンプル）
76〜77頁に鑑別診断検査と掘り下げ検査のまとめを掲載した．

3—失語症の評価

患者氏名 _____ 年齢 _____ 性別 _____
発症：　　年　　月　　日　初診：　　年　　月　　日　検査日：　　年　　月　　日

コミュニケーション情報［インテーク面接］

A 感覚
1. 視力（見え難いことはありませんか？）
   眼鏡等の使用状況について

2. 聴力（聞こえ難いことはありませんか？）
   補聴器等の使用状況について

3. その他の感覚異常について

B 運動
1. 上肢（どちらの手で書きますか？）
   麻痺，利き手交換等の状況について

2. 構音器官（私の言うとおりにして下さい，あるいは，私の真似をして下さい）

口唇
- イ　形態（安静時観察）　　　閉鎖：正常　　やや不良　　不良（左右対称性：　　　）
  　　　　　　　　　　　　　　流涎：なし　　ときにあり　あり（左右対称性：　　　）
  　　　　　　　　　　　　　　その他（不随運動の有無等：　　　　　　　　　　　　）
- ロ　「パパパ……」と，できるだけ速く言って下さい（　　　回/5 秒）
  　　正常　　遅い　　リズムの乱れ　　歪み　　錯語　　　　　　不可能
  　＊「正常」と「音韻錯語」以外の場合，以下を調べる．
  　　唇を閉じて下さい．　　閉鎖：正常　　やや不良　　不良（左右対称性：　　　）
  　　　　　　　　　　　　　（速さ：　　　　　その他：　　　　　　　　　　　　　）
  　　唇を横に引いてください．範囲：正常　　やや不良　　不良（左右対称性：　　　）
  　　　　　　　　　　　　　（速さ：　　　　　その他：　　　　　　　　　　　　　）

舌
- イ　形態（安静時観察）　偏位：　　　萎縮：　　　れん縮：　　　その他：
- ロ　「タタタ……」と，できるだけ速く言って下さい（　　　回/5 秒）
  　　正常　　遅い　　リズムの乱れ　　歪み　　錯語　　　　　　不可能
- ハ　「カカカ……」とできるだけ速く言って下さい（　　　回/5 秒）
  　　正常　　遅い　　リズムの乱れ　　歪み　　錯語　　　　　　不可能
- ニ　「パタカパタカ……」とできるだけ速く言って下さい（　　　回/5 秒）
  　　正常　　遅い　　リズムの乱れ　　歪み　　錯語　　　　　　不可能
- ホ　舌を思いきり出して下さい．範囲：正常　やや不良　不良（左右対称性：　　　）
  　　　　　　　　　　　　　　　（速さ：　　　　その他：　　　　　　　　　　　　）
- ヘ　舌を上の歯の裏に付けて下さい．範囲：正常　やや不良　不良（左右対称性：　　）
  　　　　　　　　　　　　　　　（速さ：　　　　その他：　　　　　　　　　　　　）

軟口蓋
　イ　形態（安静時観察）　　　偏位：　　反射：　　不随運動：　　　　嚥下障害：
　ロ　「パンパンパン…」と，できるだけ速く言って下さい．
　　　正常　　　　　　　鼻音化　　　　　　鼻音化以外の錯語
　　＊「鼻音化」の場合のみ以下を調べる．
　　　「あ」と言って下さい．　範囲：正常　　やや不良　　不良（左右非対称：　　　　）
　　　　　　　　　　　　　　　　（鼻息鏡で鼻漏れを計測：　　　　　　　　　　　）

喉頭
　イ　「あー」と，できるだけ長く言い続けて下さい（　　　秒　声質：R B A S　）

協調運動
　イ　ほっぺたを膨らませて下さい（反応：正常　　その他　　　　　）
　ロ　舌打ちをして下さい　　　　（反応：正常　　その他　　　　　）

■まとめ
運動性構音障害（dysarthria）の可能性：　あり（明瞭度：　　異常度：　）　なし
発語失行（apraxia of speech）の可能性：　あり（明瞭度：　　　）　　　　なし
口腔顔面失行（oral apraxia）の可能性：　あり（程度：　　　）　　　　　なし
その他：感覚障害　　　　　　　運動障害　　　　　　　嚥下障害等

C　コミュニケーションおよび高次脳機能
1. お名前は何とおっしゃいますか？（1～5の質問に関しては，まず口頭のみで行い，困難な場合は文字，ジェスチャーの順に使ってみる）

2. お仕事は何をなさっています（いました）か？

3. 今日は何年，何月，何日ですか？　季節は何でしょうか？

4. ここが何処かをおっしゃって下さい．

5. 今日，ここへ来られた理由を説明して下さい（障害の状況について言及されなかった場合は「言葉や手足等のことで以前と変わったところはありませんか？」）

6. 名前を言って下さい．
　（絵）　時計　　紫　　猫　　三角形　　富士山（絵葉書など）
　（実物）鉛筆　　耳　　中指　　天井　　安全ピン

7. 私が言うものを指さして下さい．
　（絵）　新聞　　四角　　緑　　犬　　東京タワー
　（実物）机　　頭　　薬指　　窓　　画鋲

8. 私の言うとおりにして下さい．
　机を3度叩いてから，椅子を指差して下さい．

9. 私の言うことを真似して言って下さい．
　窓
　薬指
　机を3度叩いてから，椅子を指差して下さい．

＊机の上に鉛筆，安全ピン，ハンカチを取り出し
「これを覚えていて下さい．後でどれをお見せしたか聞きます．」

10. a）お名前を書いて下さい
    b）私の言う通りに書いて下さい．
       犬（漢字・仮名）
       三角形（漢字・仮名）
       机を3度叩いてから，椅子を指差して下さい．
    c）立方体を描いて下さい（自発が困難ならコピー）．

11. これを音読し，そのとおりに行って下さい．
    本をひっくり返してから，鉛筆を私に下さい．

12. 先ほどお見せした物の名前を言って下さい．
    答えが不完全な場合は消しゴム，新聞，ティッシュを加えた6品の内から選択してもらう．

■まとめ
　失語症の可能性：あり（重症度　　　　　タイプ　　　　　）　なし
　コミュニケーション・レベル：聞く　1　まったく通じない
　　　　　　　　　　　　　　　　　　2　状況，ジェスチャーの手がかりで一部理解
　　　　　　　　　　　　　　　　　　3　単語の理解が可能
　　　　　　　　　　　　　　　　　　4　日常会話の理解がほぼ可能
　　　　　　　　　　　　　　　　　　5　正常範囲

　　　　　　　　　　　　　　　話す　1　まったく通じない
　　　　　　　　　　　　　　　　　　2　発声やジェスチャーで何かしらを伝達
　　　　　　　　　　　　　　　　　　3　単語の発話が可能
　　　　　　　　　　　　　　　　　　4　日常会話の発話がほぼ可能
　　　　　　　　　　　　　　　　　　5　正常範囲
　コミュニケーション方法：話し言葉　文字　ジェスチャー　絵や写真　実物
　　　　　　　　　　　　その他（　　　　　　　　　　　　　　　　　　）
　コミュニケーション環境：主な相手や場面

　＊したがって，これから暫くの間のコミュニケーション方法としては周りからは（　　　　　），
　　患者さんからは（　　　　　　　　　）を使って行う．
　注意・集中力障害の可能性：あり（常に　頻繁に　ときに　）　なし
　見当識障害の可能性：あり（場所　人　時間）　なし
　障害に対する認識：適切　　　　やや不適切（　　　　）　不適切（　　　　　　）
　半側空間無視の可能性：あり（右　　　左　　　）　なし
　構成障害の可能性：あり（　　　　　）　なし
　記憶障害の可能性：あり（　　　　　）　なし
　痴呆の可能性：あり（根拠　　　　　）　なし
　その他：

患者氏名 _____　年齢 _____　性別 _____
発症：　　年　　月　　日　　初診：　　年　　月　　日　　検査日：　　年　　月　　日

WAB・SLTA・老研版（DD 検査）の結果（プロフィールを貼る）

検査のまとめ
失語症：あり（根拠　　　　　　　　　　　　）　なし（根拠　　　　　　　　　　　　　　）
タイプ分類：　　　　　　　　　　　　　　　　　　　（根拠　　　　　　　　　　　　　　）
重症度：軽度・軽度〜中度・中度・中度〜重度・重度
1. 話す：（自発）：不可・ジェスチャー等・単語・単文・談話
　　　　（復唱）：不可・音節・単語・単文・談話
　　特徴：
　　掘り下げ検査：
2. 聞く：不可・高頻度単語・単文（非可逆）・単文（可逆）・談話
　　特徴：
　　掘り下げ検査：
3. 書く：（自発）：不可・一文字（　　）・単語（　　）・単文・文章
　　　　（書取）：不可・一文字（　　）・単語（　　）・単文・文章
　　特徴：
　　掘り下げ検査：
4. 読む：（読解）：不可・一文字（　　）・単語（　　）・単文・文章
　　　　（音読）：不可・一文字（　　）・単語（　　）・単文・文章
　　特徴：
　　掘り下げ検査：
5. 構音：
　　掘り下げ検査：
6. 数・計算：数唱　　読み書き　　　数概念　　　計算
　　掘り下げ検査：
7. 高次脳機能：
　　掘り下げ検査：

3 — 失語症の評価

| 患者氏名 _____ | 年齢 _____ | 性別 _____ |
| 発症： 　年　　月　　日　　初診：　　年　　月　　日　　検査日：　　年　　月　　日 |

掘り下げ検査まとめ

1. 目的

2. 施行根拠

3. 方法：既成の検査を使う（検査名および使用部分： 　　　　　　　　　　　　　　　）
　　　　　自分で作成（言語レベル： 　　　　　　　　　　　　　　　　　　　　　　）
　　　　　言語様式： 刺激
　　　　　　　　　　 反応
　　　　　刺激要因： 課題数
　　　　　　　　　　 刺激長さ
　　　　　　　　　　 刺激複雑さ
　　　　　　　　　　 その他
　　　　　反応要因： 選択肢数
　　　　　　　　　　 選択肢種類
　　　　　　　　　　 その他
　　　　　評価基準：

4. 検査結果

5. さらなる掘り下げ検査への示唆あるいは訓練計画への示唆

価したい点は運動性構音障害の有無，失語症の有無（もし，失語であれば推定される重症度とタイプ），コミュニケーションレベルとその方法（話し言葉なのか文字なのか，あるいはジェスチャー，絵，実物など代替コミュニケーション方法なのか），コミュニケーション環境（これから暫くの間，コミュニケーションをとる場面や相手），注意・集中力，見当識，半側空間無視，構成障害，記憶障害，痴呆などの高次脳機能障害の可能性の有無である．そして，インテーク面接が終了した時点で，もし何らかのコミュニケーション障害が明らかにあった場合は，当面どのようにして介護者や医療スタッフとのコミュニケーションをとるかをその場で患者と介護者らに（例：患者からは絵を中心とするコミュニケーションボードのポインティングなどにより，介護者らからは単語レベルの言葉などにより）伝えられるのが望ましい．

D．鑑別診断

インテーク面接で失語の可能性があると判断された場合には，鑑別診断検査を行う．鑑別診断検査の目的はまず失語症の有無の確定であり，つぎにもし失語であれば根拠を挙げてタイプ分類および重症度を確定することにある．

失語症を確定するには，失語症状が明らかになるような言語検査を行うと同時に，その症状が失行や失認や痴呆など他の高次脳機能障害では説明できないことを示す検査が必要となる（第1章失語症の定義参照）．さらにCTやMRIにより限局性の大脳病変が確認されているかが重要な点となるが，これは通常，インテーク面接時にすでに明らかになっていることが多い．なお，その他の高次脳機能検査とCT，MRIの簡単な見方については後で別個に取り上げる．

鑑別診断により失語症の有無，失語型，重症度がわかり，さらにその他の高次脳機能障害の有無と種類がわかった上で，それを医学的情報，家族状況，社会的状況，患者の心理状況などと付き合わせ，患者が負うであろう社会的不利益，予後，治療の適応を推定することが必要となる．治療の適応があり，治療開始

が可能な状況であれば，その後の訓練計画を立て，これに応じて掘り下げ検査の方針を立てる．

　鑑別診断に最も適した言語検査は標準化された総合的な失語症検査である．"標準化された検査"とは，検査手順と採点法が明確に規定されており，誰が検査してもまた何度検査しても同じ結果が得られること（信頼性）と，測ろうとするものがうまく測れること，すなわちここでは失語症者と非失語症者を分け，さらに重症度を推定できること（妥当性）を併せ持つ検査のことをいう．"総合的な"とは話す，聴く，書く，読むの言語のすべてのモダリティ（言語様式）を単語および文レベルで評価していることを指す．本邦にはWAB失語症検査（WAB），標準失語症検査（SLTA），失語症鑑別診断検査（DD検査，老研版）の3つの標準化された失語症検査がある．これらの検査は共通して，話す，聴く，書く，読むのモダリティと計算の項目を含んでおり，失語症の鑑別，重症度の特定のみならず失語症のタイプ分類のための十分な資料を提供してくれる．後で詳述するが，これらのうちWABは検査結果から基準を設けてタイプ分類も行っている．これらの検査の特徴をよく知り，使い分けると，タイプ分類や重症度のみならず，個々の患者の障害の特徴も推測することができ，掘り下げ検査への道標ともなる．以下に，これら3つの失語症検査の特徴を順に見る（表 3-1, 3-2）．

表 3-1　失語症の鑑別診断検査の特徴

WAB	SLTA	老研版
得点からのタイプ分類	6段階の評価法	重症度判定基準
失語指数による失語症鑑別	モダリティ間の直接比較	聴覚的把持力
他の高次脳機能のスクリーニング	重症度の目安	系列語
流暢性評価	動作の説明	数と計算課題の充実
触覚呈示	漫画の説明	頻度別単語検査
口頭綴りと認知	補助テストの充実	語頭音の語流暢
写字と文字のマッチング		
良好な場合の中止基準		
国際的に知られている検査		

表 3-2 鑑別診断検査の課題

課題	WAB	SLTA	SLTA 補助	老研版
聴覚理解				
単語	日常物品(実物・絵),図形,色,家具,身体部位,指,左右,数,漢字,仮名,仮名一文字(各6,仮名各4,計72) 話し言葉の単語と文字単語の対応(漢字・仮名各4)	高頻度語(絵)(10)		高頻度語(絵)(10) 低頻度語(絵)(10) 漢字(10),仮名(10),仮名一文字(10)
文	はい・いいえで答える問題(20) 継時的命令(11)	短文の理解(絵)(10) 継時的命令(10)	はい・いいえ応答(4) 指示に従う(聴覚)(10)	短文の理解(絵)(10)
文章			長文の理解(4題,36問)	物語の理解(1題,10問)
発語				
単語	呼称(20) 語流暢(動物) 文章完成(5)	呼称(20) 語流暢 動作説明(10)	呼称(高頻度55,低頻度25)(語頭音,カテゴリー) 動作絵の叙述(10)	呼称(高頻度55,低頻度25) 系列語(1)
文	会話での応答(5) 質問に答える(4)	漫画の説明(1)	漫画の説明(4)	
文章	絵の叙述(1) 質問に答える(2)			情景画の叙述(1)
構音			発声発語器官検査・構音検査	[音節の繰り返し(4)]
復唱				
単語	復唱(語7,句2)	単語の復唱(10)	[語音の復唱(16)]	復唱(句1,文9)
文	復唱(6)	文の復唱(5)		

3―失語症の評価

課題		WAB	SLTA	SLTA補助	老研版
読み	一文字	文字の弁別 (6)	仮名一文字の音読 (10)		仮名文字の音読 (10)
	単語(読解)	文字単語と物品の対応 (6) 文字単語と絵の対応 (6) 絵と文字単語の対応 (6) 漢字の構造を聞いて語を認知する (6)	漢字単語の理解 (10) 仮名単語の理解 (10)		単語の視覚認知 (漢字10, 仮名10)
	(音読)		漢字の音読 (10) 仮名の音読 (10)		単語の音読 (漢字10, 仮名10)
	文(読解)	文による命令 (6)	短文の理解 (10)		短文の理解 (10) 指示に従う (文字) (10)
	(音読)	文による命令 (6)	書字命令に従う (5)		短文の音読 (5)
	文章	文章の理解 (8)	短文の音読 (5)		物語の理解 (1題)
書字	一文字と数	五十音と数 文字と数を聞いて書く (各5)	仮名一文字の書取 (10)		系列語 (数) 仮名文字の書取 (10)
	単語(書取)	単語の書取 (漢字, 仮名各6)	仮名単語の書取 (10) 漢字単語の書取 (10)		単語の書取 (漢字, 仮名各10)
	(自発)	指示に従って書く (住所・氏名)	漢字単語の書字 (10) 仮名単語の書字 (10)		単語の自発書字 (漢字, 仮名各10)
	文	短文の書取 (1)	短文の書取 (5)		短文の書取 (5) 短文の自発書字 (5)
		写字 (1)			文字の再現 (漢字, 仮名各6)
	文章	書字による表現 (絵の叙述1)	漫画の説明 (1)		情景画の叙述 (1)
その他		失行, 構成行為, 視空間行為, 計算, Raven色彩マトリシス検査	金額および時間の計算		数と計算過程 単語の把持, 数詞の把持

[ ] は参考課題

1. WAB 失語症検査（The Western Aphasia Battery）

Kertesz（1982）により開発された英語版 WAB 失語症検査の日本語版で，1986 に WAB 失語症検査日本語版作成委員会により作成された失語症の鑑別診断検査である．英語版 WAB 失語症検査は世界 20 カ国以上で翻訳されているので国際的な発表には適した検査といえよう（発行：医学書院）．

■特　徴

この検査の最大の特徴は，やはりタイプ分類が半自動的にできることであろう．流暢性，聴覚理解，復唱，呼称の得点を基準値の表にあてはめていくと古典的分類ができる．英語版では古典的分類の基本 8 タイプ（図 2-1）すべての分類基準値が出されているが，残念ながら日本語版では全失語，Broca 失語，ウェルニッケ失語，健忘失語の 4 つのタイプの基準値しか公表されていない（非定期に開催される WAB 失語症検査講習会等の資料ではさらに伝導失語と超皮質性感覚失語の基準が追加されている）．しかし実際，ほとんどの失語症患者はこれら 4 つの失語タイプのいずれかに入ることが多く，また下位検査間の比較が可能なので，失読失書，純粋型を含むすべてのタイプで分類の根拠には十分利用可能であり，経験の浅い一人職場の言語聴覚士にとっては特に心強い検査といえよう．

第二の特徴は言語以外の課題が含まれている点である．失語症とそれ以外の高次脳機能検査の結果は，自発話，話し言葉の理解，復唱，呼称の得点から得る失語指数（AQ：Aphasia Quotient）と全体の得点から得る大脳皮質指数（CQ：Cortical Quotient）により，それぞれ失語症かどうかの鑑別と全体的高次脳機能障害の程度を評価する目安となる．また"行為"の課題は失行症の鑑別に，構成行為の描画や積木課題は構成障害，半側空間無視などの鑑別に，Raven 色彩マトリシス検査は言語障害や麻痺などの運動障害の影響を受け難い知能検査としてスクリーニングレベルではあるが役に立つ．これは，失語症を起こす病巣や隣

接する病巣で生じる他の高次脳機能障害（半側空間無視は右半球）と言語課題に影響を及ぼす可能性がある高次脳機能障害をスクリーニングして，言語障害の評価の精度を上げようとするものである．たとえば知能が明らかに低下していることがRaven色彩マトリシス検査でわかれば，"漢字の構造を言う"などの複雑な課題は課題の理解自体が困難な可能性が高いので，これを単に書字障害に結びつけることは避けるであろう．

　第三の特徴は流暢性評価が検査に組み込まれていることである．WABでは流暢性が0〜10のひとつの尺度で評価されている．従来の流暢性評価が複数の尺度の組合せすなわちプロフィールで判断するのに比べて，判定しやすい利点がある．また，各段階は"一語文で錯語，努力性，渋滞が認められる"（流暢性2）のように総合的な表現になっているので，イメージが作りやすい．他方，これらの表現は典型的な失語の発話を基準にしているので，非典型的な発話の判定はやや難しい．流暢性評価はWABで唯一主観的判断が求められるところで，またタイプ分類にも重要な要因となっているため，スーパーバイズを受けるなどして自分の尺度の客観性を高めるのが望ましい．

　第四の特徴は言語課題の種類の豊富さである．純粋型を含めた比較的頻度の低い失語タイプをターゲットにした課題も含まれている．たとえば「林は木へんに木」と答える課題"漢字の構造を言う"は純粋失書が書字以外の方法（口頭）で漢字の視覚的イメージを想起できるか，「女へんに家は嫁」と答える課題"漢字の構造を聴いて語を認知する"は純粋失読が視覚以外の経路（聴覚）で刺激が入れば読めるかを見ている．しかし，この両課題は日常的な言語使用とは異なるので，慣れていない分だけ難しい課題であり，文章の読解や音読に問題がなくてもここで誤る患者がいることを理解しておく必要がある．現に健常成人でも平均1問は誤っている．また，"はい，いいえで答える問題"はその始めの数問は"名前"や"住んでいる都道府県"など，きわめて馴染みの深い（あるいは個人にとって頻度の高い）質問で重度の失語症患者も正答可能な課題から開始され，段階的に内容が複雑

になって最後は"斧で草を刈りますか"など，質問の言語的内容が理解できただけでは答えられない思考や判断が要求される問題になっている．これは実はロックイン・シンドロームに代表されるような，手足のみならず構音器官の運動障害が重度で表出が著しく障害されている患者の聴覚理解を調べ，失語（さらに知能障害）の有無を推定するための問題である（口頭表出が困難な場合は可能な随意運動たとえば瞬きを用いる）．また，呼称課題では，視覚失語や視覚失認を考慮し，物品を見せる視覚呈示だけでなく実際に手渡して触ってもらう触覚呈示も行うようになっている．さらに手指失認，左右失認，失書，失算を呈することで有名なGerstmann症候群の手指失認，左右失認のスクリーニングに"単語の聴覚的認知"の"指，左右"の課題を用いられるようになっている．

　第五の特徴は失語症が重度で課題が処理できない時に負担を減らすための中止基準だけでなく，軽度で不必要と思われる課題を試行しないための中止基準も設定されている点である．これは読みと書字にあり，それぞれ最初の文章レベルの課題である程度以上の得点であれば，単語や一文字レベルの課題が免除される．

　最後の特徴は頻度，カテゴリー，選択肢数，刺激と反応モダリティ，文の長さと複雑さなど心理言語学的配慮がされている点である．たとえば"単語の聴覚的認知"では，日常物品，形，色，家具，身体部位，指・左右，仮名一文字，漢字単語，仮名単語のカテゴリーがある．また，文の理解は物品操作のない課題とある課題が含まれ，文の長さのみが長くなる課題と，長さは変わらずに助詞の理解が必要となる複雑さが増す課題が用意されている．もちろん，それぞれの要素は試行数が少ないのでスクリーニングとして用い，掘り下げ検査への道標として活用するのが望ましい．

2．標準失語症検査（SLTA）

　日本失語症学会により1974年にSchuell-笹沼失語症簡易検査を基に作成された失語症の鑑別診断検査である．本邦において過

去最も多く使われてきたので,日本における先行研究との直接比較をする際には便利である(発行:日本失語症学会).

■ 特　徴

　聴く,読む,話す,書く,計算の課題があり,刺激としてできるだけ同じ単語および文を用いて,聴く,読む,話す,書くのモダリティ間で直接比較ができるようになっている(これは老研版でも同様である).しかし,SLTAの特徴の第一は反応の評価法にある.刺激に対する反応は,6:スムーズな正答,5:遅延や自己修正を伴う正答,4:不完全正答,3:ヒント後正答,2:ヒント後も正答できないが部分的に正しい(関連),1:ヒント後も正答できず,かつ部分的正答にも達しない,以上の6段階評価になっている.このため,正答か誤答のように二者択一の採点では見ることができない小さな変化を捉えることが可能となり,訓練効果などを見るには適しているといえよう.

　第二の特徴は,各検査項目毎に,重度,中等度,軽度の平均値がZ得点で示してあり,項目別の重症度の目安として用いることができる点である("プロフィールB").

　第三の特徴は"動作説明"であろう.動詞は名詞と異なり,文レベルの発話に深く関与している.同じ喚語でも名詞と動詞では異なり(Caramazza, 1991),Broca失語は名詞よりも動詞が困難であるといわれてきた.前述のDamagioら(1991)のPETによる研究でも動詞の喚語には左前頭葉が重要である可能性が示唆されている.なお,老研版(あるいはDD検査)にも動詞の喚語は"動作絵の叙述"として課題に含まれている.

　第四の特徴は"漫画の説明"にある.これはWABや老研版の"絵の叙述"に対応する課題で,文章レベルまでの発話や書字を見る課題である."絵の叙述"にはさまざまな事物が描かれており喚語の自由があるのに対し,"漫画の説明"では喚語されるべき対象物,動作は限られている.さらに重要な違いは,"漫画の説明"では話の筋,すなわち誰が何をしてどうなったかという起承転結が必要となる点である.SLTAには最近,補助テストがで

きて"漫画の説明"が4題追加されている．本テストの漫画では必ずしもはっきりしないが，追加の漫画にはそれぞれ"落ち"があり，喚語には障害がないがユーモアや比喩などの理解に困難を示す右半球損傷によるコミュニケーション障害などのスクリーニングにも有用となろう．

第五の特徴は補助テストの長文の理解である．これはそれぞれ1分弱の文章（3つの物語と1つのニュース文，計4題）の聴覚理解を見ており，質問に"はい"か"いいえ"で答える．社会復帰を目指す軽度の失語症患者の聴覚理解力をより正確に推定するのに有用と思われる．

最後に補助テストの"呼称"課題は高頻度語55語，低頻度語25語と充実しており，呼称の掘り下げ検査として利用できる．また，"金額および時間の計算"は計算の実用場面を想定した総合的問題となっている．

3. 失語症鑑別診断検査（老研版，DD検査）

Schuellらのミネソタ失語症鑑別診断検査を基にSchuell-笹沼失語症鑑別診断検査を経て開発されたもので，日本で最も歴史のある検査である．各課題の質問数が多く，聴く，読む，話す，書く，数と計算の5つの側面を徹底的に検査する．この5つの側面のプロフィールでタイプ分類をするSchuellの失語分類には最も適しているといえよう（発行：千葉テストセンター）．

■特　徴

本検査の特徴としては，まず重症度が重症度尺度項目の合計から自動的に判定される点である．重症度は9項目（合計100）の得点により，最重度，重度，中等度，軽度の4段階に分けられる．

第二に，聴覚的把持力課題が含まれている点が挙げられる．"単語の把持"では複数の語を絵の中から言われた順番に指し，"数詞の把持"では同様に数字を言われた順に指す順唱課題と逆に指す逆唱課題がある．失語症の文の理解障害の理由の一つと

して，あるいは復唱障害の一つとして，聴覚的把持力の低下が考えられており，単語の理解は可能なのに文の理解や復唱で急に成績が下がるような場合は必ず行う課題である．

　第三の特徴は系列語の発話が課題として含まれている点である．前述の通り，発語失行を伴う失語では意図的発話は困難でも系列語などの自動的発話は可能なことがある．この課題はその点に注目している．もし乖離があり，意図的発話では年齢や日付が言えなくても系列語として数字が言えれば，これを利用して発話に導く方法は患者の治療意欲を高めるために言語聴覚士が行う定石の一つである．

　第四の特徴は数詞の理解をとり上げている点である．数の課題はSLTAでは加減乗除の筆算課題であり，書く障害のある患者にとっては困難なものである．WABでは加減乗除の計算で答えを4つの中から1つ選ぶので，発話の障害や書く障害がある場合でも答えられるようになっているが，これができなかった時になぜできなかったかを追求するのは掘り下げ検査に頼らなければならない．老研版ではこれら2種類の検査（選択と筆算）に加え，より基本的な検査である数概念を"数詞（聴覚，視覚）と碁石の組合せ"で行っている点で，より総合的な数と計算の検査課題となっている．

　最後に，単語の検査では高頻度語と低頻度語がそれぞれ分かれて検査されているので，掘り下げ検査への道標となろう．また，語流暢で語頭音による想起を行っている点も興味深い．

E．掘り下げ検査：治療計画を立てるための評価

　掘り下げ検査（Deep Test）の目的は，言語障害の特徴をさらに明確にし，その患者にはどの訓練法が適しているか，そして，どのレベルから訓練を始めるのかのベースラインを導き出すことである．鑑別診断の検査と違って，言語聴覚士が個々の患者に必要であると思った既製の掘り下げ検査を選択，あるいは自ら検査を作成するなどして作り上げる検査バッテリーであるから，言語聴覚士がその真価を問われる場でもある．

たとえば，診断の評価で"聴く"の障害がどの程度重症かまでは先に挙げた鑑別診断用の失語症検査でわかる．仮に単語で30％の正答率で重度の聴覚理解障害があったとしよう．しかし，これだけではどの訓練法でどのレベルから訓練を始めるかは自動的にはわからない．その聴覚理解障害が，音韻識別が主に障害されたものなのか，語音形から意味へのアクセスが主に障害されたものなのか，あるいはその両方なのかなど，障害の性質がわかれば，どんな訓練がより効果的かを選択しやすくなる．いつも明確な答えが得られるとは限らないが，根拠なく訓練に入るほど無謀なことはない．言語聴覚士は"なぜ，この方法で訓練を行っているのか"という問いに常に答えられなければならない．

掘り下げ検査は一般に下記の順序で行うと効率が良い．

1. **鑑別診断で用いた失語症検査のデータを利用する**

WAB失語症検査（WAB），標準失語症検査（SLTA），失語症鑑別診断検査（DD検査，老研版）などの下位検査課題の分析から掘り下げ検査への道を探す：たとえば，WAB失語症検査では聴覚理解のところでカテゴリー別の単語の課題がすでにある．ここで，たとえば色だけが特に障害されているとか，身体部位だけが保たれているとか，カテゴリーによる障害の差がすでにあるかもしれない．このような場合はカテゴリー特異性の聴覚理解障害が本当にあるのかを調べる掘り下げ検査を行う；漢字単語の書き取りと平仮名の書き取りで差があるような時は，この差がどの程度の差なのかを調べる掘り下げ検査を行うなど．

2. **すでにある掘り下げ検査を利用する**

数はまだ少ないが既製の掘り下げ検査があるのでこれを利用する．その利用の幅は広く，上記の失語症検査では患者の言語障害が重すぎて十分な情報が得られない，あるいはまったく別の側面を評価したい等の場合と，上記の失語症検査で見られた障害特徴をはっきりさせたい場合，訓練開始のレベル設定を決めたい場合等さまざまである——本来の掘り下げ検査の意味は最初の場合は含まないのであろうが，本書では重度失語症検査や日常コミュニケーション能力検査（CADL）なども掘り下げ検査で扱う．

3. 患者の必要に応じて個別に検査を作る

知りたいところに合致する既製の検査がないとか，手に入らない場合は，自分で検査を作る．自分で検査を作った場合の良い点は一番知りたい部分に焦点を当てた"かゆいところに手が届く"検査になることである．他方，問題は，その検査で本当に測りたいものがきちんと測れているかという妥当性と，作るのに案外時間がかかるという点である．

1. 既製の掘り下げ検査の利用

これまで臨床研究中心であった本邦の既製の掘り下げ検査は残念ながらそれほど多くない．それだけに，これらは臨床での必要性が高く，そのいくつかは訓練法をも合わせて開発されており臨床家にとってはぜひ使いこなしたい検査ばかりである．

a. 鑑別診断用検査とは異なる側面を評価する検査
○日常コミュニケーション能力検査（CADL）

ジェスチャーや絵など，言語以外のものも含めた日常生活における患者のコミュニケーション能力を評価する目的で Holland（1980, 1984）が開発した検査である．検査は，1：読む，書く，数の使用，2：発話行動，3：状況理解，4：場面設定，5：継時的行為，6：社会的慣習，7：合理性の判断，8：感情表現等非言語性象徴の理解，9：ジェスチャーによるコミュニケーション，10：ユーモアや比喩の理解，以上の分野から成る計68の課題を行う．評価はほとんどの場合に反応を正答（2点），不完全（1点），誤答（0点）と採点して合計点を得る．本邦では綿森ら（1990）により日本人に自然なものを取り入れ作成された．合理性の判断や非言語性象徴の理解などが除かれた34の課題から成り，評価も再刺激の要素が加わり4点から0点の5段階評価になっている．総合得点から5段階すなわち，レベル1：全介助，2：大半介助，3：一部援助，4：実用的，5：自立，のコミュニケーションレベルが判定される．

本検査は他のほとんどの検査が"言語知識の正確さ"を測って

いるのに対して，"言語運用能力"を測る貴重な検査であり，リハビリテーションの分野で働くSTにとっては忘れてはならない側面である（発行：医歯薬出版）．

○重度失語症検査

竹内ら（1997）が重度の失語症患者を対象に作成した失語症検査で，残存能力の評価に重点をおいたボストン重度失語症検査（BASA）（Helm-Estabrook, 1989）と同じ機能を目指している．検査は導入部とパートIからIIIまでの下位検査で構成されている．

導入部では挨拶，名前，年齢，住所などを用いて言語および非言語の表現力を見ている．

パートIは非言語基礎課題で，やりとり，指差し，マッチング，動作模倣など象徴機能以前のコミュニケーションに必要な能力を検査する．

パートIIは非言語記号課題で，物品使用のジェスチャー表出，ジェスチャーの理解，日常的な記号の理解，描画能力，状況の意味理解とカテゴリー分類を検査する．

パートIIIは言語課題で，話す，聴く，読む，書く，復唱，数の簡単な課題からなっている．能力を評価し，訓練をどこから始めるかの手がかりを得ることを目的とした検査である．数ではお金の認知や時計の認知など日常生活に根ざしたものが，また，復唱には歌が取り入れられている点が特徴的である．

パートIからIIIまではそれぞれ独立して標準化されており，必要に応じて選択利用できる．重度失語症患者の疲労しやすさを考慮し，各下位検査の項目数も5個前後に留められ，教示も課題が理解されるようさまざまに工夫してもよく，さらに反応までの待ち時間も特に設定されていない．また，採点対象にはならないが，ヒントを与えた時の反応も評価するようになっている．この検査は失語症のみならず痴呆や頭部外傷患者のコミュニケーション能力評価にも利用できるとしている．描画訓練やジェスチャー訓練など非言語性訓練の適応があるかどうかを見るにも役立つであろう（発行：協同医書出版）．

b．失語症鑑別検査で得られた特徴を掘り下げる検査
b-1）単語レベルの検査
　　○失語症語彙検査

　認知神経心理学的モデルに基づき，失語症や痴呆患者の単語の情報処理を評価することを目的として作成された検査である（藤田，2000）．英国のKayら（1992）が作成したPALPA（心理言語学的言語処理検査）と類似の機能をもつ．PALPAは60の下位検査からなり，失語症状を単語や文の処理過程を通して評価している．失語症語彙検査は現在のところ，語彙判断検査（実在語か否かを判断）──Ⅰ：漢字呈示，Ⅱ：音韻類似条件（音声呈示，平仮名呈示），Ⅲ：モーラ転置条件（音声呈示，平仮名呈示），Ⅳランダム条件（音声呈示，平仮名呈示）の4種類，名詞動詞検査（絵の呼称および書称と絵のポインティング）──名詞表出検査（発話，書字），動詞表出検査（発話，書字），名詞理解検査（聴覚，読み）動詞理解検査（聴覚，読み）の4種類，類義語判断検査（2つの単語が意味的に似ているか否かを判断する：音声呈示，文字呈示），意味カテゴリー別名詞検査（聴覚理解，呼称）──色，身体部位，動物，植物，野菜果物，加工食品，道具，乗り物，建造物，屋内部位の10種類，計19の下位検査が作成されている．刺激語は頻度，心像性，音節数がコントロールされている．

　他の検査と違い，全部行わないと結果が出ない検査ではないので，何を見たいかにより選択して使うのが現実的であろう．たとえば，語彙判断検査Ⅰ（漢字）は認知神経心理学的モデルの中の正書法入力レキシコン，語彙判断検査Ⅱ，Ⅲ，Ⅳの音声呈示は音韻入力レキシコンの評価を目指している．同検査の平仮名呈示は正書法入力レキシコン処理の可能性（まとめ読み）と文字-音韻変換を経て音韻入力レキシコン処理の可能性があるので，結果の解釈には注意を要する（図3-4）．また，名詞と動詞の検査では音韻（あるいは正書法）入力レキシコンから意味システム（理解），逆に意味システムから音韻（あるいは正書法）出力レキシコン（表出）までの評価を目指している．さらに類義語判断検査

図 3-4
平仮名単語の理解経路．太線はまとめ読みの経路．破線は逐字読みの経路．

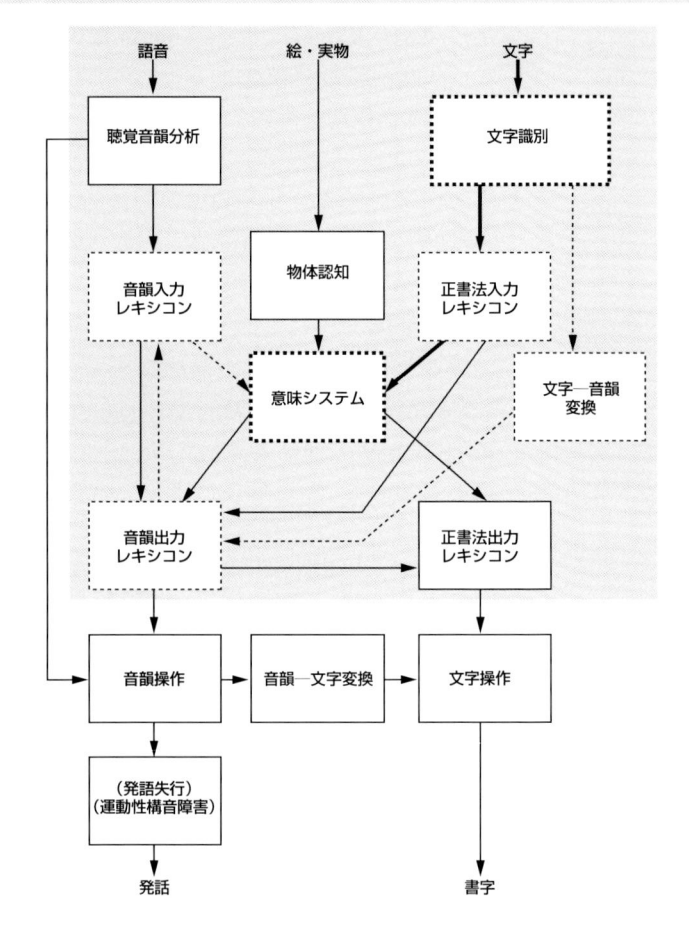

は意味システム自体の評価を目指している．意味カテゴリー別名詞検査は意味カテゴリー特異的障害の評価を目指している．

　しかし，音声刺激による検査ではターゲットとなる機能（モジュール）に到達するには認知神経心理学モデルを見てわかるように，音響分析や音韻分析のようなより外側にある機能を経なければならないし，音声表出課題でも同様に音韻配列や構音プログラミングのような外側の機能を経なければならない．まったく同じことが文字にもいえる．したがって，これらより外側にある機能の障害は直接検査結果に影響を与えるので，これを十分考慮して検査結果を解釈する必要がある．

また，語彙判断は単語を聴いて絵を指す課題や呼称課題等に比べ，課題として不慣れなもので，教示を理解するだけの言語力，知力が必要となる．そのため，語彙性判断の成績が悪い場合にすぐ"入力レキシコンの障害"と結論づけるわけにはいかない（語彙性判断ができなくても，単語を聞いて正しく絵を指せれば音韻入力レキシコンには障害はない）．

○モーラ分解・音韻抽出検査

福迫ら（1984）によって紹介されている検査で，主に仮名文字訓練のための掘り下げ検査として知られている．この検査は，単語のモーラ数を答えるモーラ分解検査と，単語を構成している音韻の種類と位置を答える音韻抽出検査から成っている．モーラ分解検査は2モーラから4モーラまでの単語で，清音のみのもの，拗音，長音，促音，撥音，連母音を含むものなどが検査語となっている（図3-5）．患者はそれぞれの単語がいくつのモーラからできているかを答えるが，口頭表出の障害が重い場合は答えは指やおはじき等で示してもよい．

音韻抽出検査は"か"がありますか検査と"か"が何処にありますか検査と呼ばれており（図3-6），検査者が言った3モーラ単語の中に"か"があるかどうかをまず判断し，もしある場合には何番目のモーラにあるかを答える．検査語には隣接する音節に音響的に近い音（/ta//ga//ba//da/や他のカ行音）がくる語とそうでな

単語	反応	単語	反応
かめ		かえる	
さくら		ゆり	
マッチ		まきじゃく	
ひまわり		かい	
きしゃ		かぼちゃ	
でんわ		ひこうき	
きゅうり		ぼうし	
ぎゅうにく		たなばた	
はと		つき	
ロケット		そろばん	
くつした		ちょう	
ぞう		ねずみ	
さいころ		かみそり	
ほん		くすり	
めがね			

整理表

		2モーラ	3モーラ	4モーラ
		ゆり	ねずみ	たなばた
		かめ	めがね	かみそり
		はと	さくら	ひまわり
拗音	きしゃ	かぼちゃ	まきじゃく
長音	ぞう	ぼうし	ひこうき
拗長音	ちょう	きゅうり	ぎゅうにく
促音			マッチ	ロケット
撥音	ほん	でんわ	そろばん
連母音	かい	かえる	さいころ
母音が無声化しやすい音	つき	くすり	くつした

図3-5
モーラ分解検査．福迫ら：言語治療マニュアル，1984より

図 3-6
音韻抽出検査
福迫ら：言語治療マニュアル，1984 より

/ka/がありますか検査

患者名＿＿＿＿＿＿＿＿歳　男　女
検査年月日＿＿年＿＿月＿＿日　検者＿＿＿＿＿＿＿＿
言語障害の種類＿＿＿＿＿＿＿＿

検査表

検査語	反応	検査語	反応	検査語	反応
㉙い(か)だ		⑬(か)こい		㉖だるま	
⑦(か)がみ		㉛(か)らす		㉑ばん(か)	
㉜あひる		⑩しらが		⑭けむし	
㊶ひ(か)り		㊼わ(か)め		㊻はやし	
⑱さくら		㊵よろい		㊷さしみ	
㊽のはら		㉚ひだり		③たん(か)	
②タオル		⑮きん(か)		㉞すみれ	
⑨がい(か)		㉒いちば		㉔しばふ	
㉝もな(か)		㊹はしら		㊺いる(か)	
㊳するめ		㊲(か)もめ		㉗めだ(か)	
①(か)たな		㉕(か)らだ		④あした	
⑪が(か)い		㉟さ(か)な		㊴すい(か)	
⑳バナナ		⑥あたま		⑲(か)ばん	
㊸(か)ざん		⑯むすこ		⑫うがい	
⑰し(か)く		㉓わ(か)ば		⑤ゆ(か)た	
㉘なみだ		⑧ガラス		㊱はさみ	

結果整理表

kt系列	①かたな	②タオル	③たんか	④あした	⑤ゆかた	⑥あたま
kg系列	⑦かがみ	⑧ガラス	⑨がいか	⑩しらが	⑪がかい	⑫うがい
kk系列	⑬かこい	⑭けむし	⑮きんか	⑯むすこ	⑰しかく	⑱さくら
kb系列	⑲かばん	⑳バナナ	㉑ばんか	㉒いちば	㉓わかば	㉔しばふ
kd系列	㉕からだ	㉖だるま	㉗めだか	㉘なみだ	㉙いかだ	㉚ひだり
ka系列	㉛からす	㉜あひる	㉝もなか	㉞すみれ	㉟さかな	㊱はさみ
	㊲かもめ	㊳するめ	㊴すいか	㊵よろい	㊶ひかり	㊷さしみ
	㊸かざん	㊹はしら	㊺いるか	㊻はやし	㊼わかめ	㊽のはら

/ka/がどこにありますか検査

患者名＿＿＿＿＿＿＿＿歳　男　女
検査年月日＿＿年＿＿月＿＿日　検者＿＿＿＿＿＿＿＿
言語障害の種類＿＿＿＿＿＿＿＿

検査表

検査語	反応	検査語	反応	検査語	反応
⑮い(か)だ		⑨し(か)く		⑫わ(か)ば	
④(か)がみ		⑦(か)こい		⑪ばん(か)	
㉑ひかり		⑯(か)らす		②たん(か)	
⑤がい(か)		㉔わ(か)め		㉓いる(か)	
⑰もな(か)		⑧きん(か)		⑭めだ(か)	
①(か)たな		⑲(か)もめ		⑳すい(か)	
⑥が(か)い		⑬(か)らだ		⑩(か)ばん	
㉒(か)ざん		⑱さ(か)な		③ゆ(か)た	

結果整理表

kt系列	①かたな	②たんか	③ゆかた
kg系列	④かがみ	⑤がいか	⑥がかい
kk系列	⑦かこい	⑧きんか	⑨しかく
kb系列	⑩かばん	⑪ばんか	⑫わかば
kd系列	⑬からだ	⑭めだか	⑮いかだ
ka系列	⑯からす	⑰もなか	⑱さかな
	⑲かもめ	⑳すいか	㉑ひかり
	㉒かざん	㉓いるか	㉔わかめ

い語などが含まれ，比較できるようになっている．モーラ分解検査同様，“か”が何処にありますか検査でも，口頭表出が難しい場合には丸やおはじきを 3 つ用意しておいて，“か”があるモーラの位置をポインティングしてもらってもよい．

b-2）文レベルの検査

○トークンテスト

DeRenzi と Vignolo が失語症患者の聴覚理解を検査する目的で 1962 年に開発したもので，言語治療の分野で最も頻繁に使われる検査の一つである．大小のさまざまな色（赤，青，黄，白，

黒）の丸と四角のトークン（券）を指示に従って動かす課題で，パートⅠからⅤまでの課題があり，パートⅠからⅣまでは語の数が徐々に増える課題，パートⅤは文構造（文法）の理解を問う課題となっている．DeRenzらのオリジナルの検査では課題は61あったが，その後さまざまな短縮版が作られている．現在本邦で最もよく使われているのはSpreenら（1977）のものである．この検査は課題が39と少なく，また，採点法が単位毎になっていて（例："赤い丸"は"赤い""丸"がそれぞれ単位で1点ずつを得る）評価しやすい．この検査は小児にも適用可能で，その際は短縮版を用いることが多い．

　トークンテストは失語症と非失語症の鑑別率が高い聴覚理解検査として知られている（Spellacyら，1969；De Renziら，1978）．他方，失語症患者ではトークンテストの成績は文章理解検査と相関せず（Brookshire，1984），この検査が言語だけでなくより広い認知能力を評価しているという見方もある（Riedelら，1985）．確かに最大で20個のトークンから，最大6単位で構文構造の少ない文（例：大きな白い丸と小さな黒い四角を取る）を理解し，把持して正しいトークンの操作を行うこの課題は言語力以外の能力を必要とするであろう．しかし，失語症患者の聴覚理解障害の掘り下げ検査として，その障害が聴覚的把持力の低下に由来しているのか，構文の複雑さに因っているのかを見るのにはきわめて有用な検査である．前述の通り，この検査のA～Eまでは刺激の長さだけが増すが，Fでは構文構造がより複雑（例："赤い丸ではなくて白い四角を取って下さい"6単位）となり，構文の理解力が必要となってくる．聴覚的把持は一般に意味単位（チャンク）毎に行われるので，例文の場合は構文が理解できれば"白い四角を取る"という経済的な指示に代えてトークンを探せるので，把持という点からいうと同じ6単位でも負担が少なくなる．つまり，把持力が低下している場合は課題EがFよりも困難になり，構文理解力が低下している場合はEよりもFが困難になる．

表 3-3　失語症構文検査における階層性

意味ストラテジー	：「お父さんがボールを蹴っている」のように単語の意味がわかれば正答できるレベル（レベル 1）
語順ストラテジー	：「お父さんが女の子を押している」のように単語の意味に加え，最初の名詞が動作主と考えれば正答できるレベル（レベル 2）
助詞ストラテジー	：「女の子をお父さんが押している」のように助詞を正しく理解できないと正答できないレベル（レベル 3）
助詞ストラテジー（補文あり）	：「女の子がお父さんに本を取り上げられている」のように助詞の理解に加え「女の子が（お父さんが女の子から本を取り上げる）られている」の補文構造の理解が必要なレベル（レベル 4）
関係節レベル	：「お父さんが鞄を持っている女の子を追いかけている」のように助詞の理解に加え「お父さんが（女の子が鞄を持っている）女の子を追いかけている」の関係節構造の理解が必要なレベル

○失語症構文検査（STA）

　藤田ら（1984）によって開発された失語症を対象とする構文検査である．藤田らは Bever（1970）らの健常者の構文処理理論を失語症患者で検証し，構文の理解および産生に階層性があることを見出した（表 3-3）．この階層性に基づき，意味ストラテジー（レベル 1），語順ストラテジー（レベル 2），助詞ストラテジー（レベル 3），助詞ストラテジー（補文あり）と関係節レベル（レベル 4）の計 4 つの課題（単文 32，関係節文 8）から成る聴覚理解検査と読解検査で理解面を評価する．検査者が読み上げた文（聴覚理解）あるいは文字で呈示された文（読解）に合致する絵を指差す課題である．結果は合格ライン（各 7/8）を設定し，得点から理解レベル（課題 1 〜 3）と関係節理解（課題 4，通過/不通過判定）を聴覚理解，読解それぞれで判定する．産出はレベル 1 からレベル 5 まで 15 枚の絵（各レベル 3 枚ずつ）を見て発話をし，これが不完全であった場合には文字チップによる文構成を行い，その後再び発話をする課題で評価する．この 3 つの条件下で最も高い点が得点となり，総得点と正答総項目数（3 点以上）を得る．

　この検査の最大の特徴は検査結果が訓練に直結している点であり，訓練プログラムをシステマティックに作成できるので文レベ

ルの訓練には欠かせないものである．"聴く"の掘り下げ検査で取り上げたトークンテストは，失語症患者の聴覚理解障害において長さが要因かどうかを詳しく評価できるが，本検査は刺激文の長さがほとんど同じで構文の複雑さのみが変化しているので，長さの要素をある程度排除して構文理解の障害を詳しく評価できる．

b-3) 文章レベルの検査

文章レベルの検査として独立した既製の検査は今のところないが，発話ではSLTAの補助検査の"漫画の説明"，聴覚理解では同じく補助検査の"長文の理解"を使用できよう．また，失語症のために作られた検査ではないが，"標準読書力診断テスト（小学校低学年用，高学年用，中学生用）"（金子書房）など市販の検査を利用するのも手である．このテストは読書力年齢と読書力指数が得られるので，社会復帰を目指しているような軽度の患者の読解力を客観的に見るのに利用できよう．

2. 自分で作る掘り下げ検査

現時点ではまだ発表されていない掘り下げ検査も少なからずあるであろうが，日々の臨床では検査手順が発表されていないからといって必要な検査をしないわけにはいかない．そこで臨床の言語聴覚士は先輩たちが個人的に作って使っているものを許可を得て使ったり，あるいは自分で作成して検査する．これらの検査の最大の弱点は健常群のデータがないことである．そのため検査結果で患者が誤ってもそれが異常かどうか評価できない．このため，大抵の場合，健常成人ならだれでも100％正答できる問題を作る．重要なのは自分ではなく患者の年齢で100％正答できるものを作ることである．つぎに問題数であるが，あまり少なくては何も結論できない．たとえば漢字書字と仮名書字で差があるかどうかを見る時，問題数が5個ずつの検査では漢字が4個誤り仮名が2個誤ったとして，それで漢字が仮名よりも障害されているとは問題数が少なすぎて結論できない．

掘り下げ検査を作る際に意図した以外の要素が紛れ込むことがある．たとえば音韻の識別課題のつもりで"鯛"と言って"鯛，貝，サイ，台"などの絵の該当するものを選択する課題を行ったとする．しかしこれで間違えたとしても必ずしも音韻の識別が障害されているとはいえない．なぜなら，/tai/と音韻は識別できていても意味がわからないために間違える場合もあるからである．これを予防する方法の一つとして，認知神経心理学的モデルを使って課題の通るルートを確認しながら作ることをお勧めする．ここでも認知神経心理学的モデルに従って掘り下げ検査を考えてみよう．極端に言えば掘り下げ検査は患者の数だけあってもおかしくはないのであるが，ここではよく使われるいくつかを例示するに留める．

a．音韻（あるいはモーラ）弁別検査

話された言葉を理解するためには，まず音が聞こえなくてはならない．これには純音聴力検査が有効である．純音聴力検査で異常が見られれば聴覚障害であるが，純音聴力が保たれているのに言語音が理解できない場合は，聴覚失認（広義）か純粋語聾か失語症が疑われる．

聴覚理解プロセスで純音聴力の次にくるのが音韻弁別能力である．これは音韻のミニマルペア（1つの要素でのみ異なるペア）を使って検査する．たとえば"た"と"だ"（/ta/と/da/では/t/ /d/の違い，すなわち無声か有声の違いのみ）を"た・た""た・だ""だ・た""だ・だ"と組合せてそれぞれ"同じ"か"違う"かを判断してもらう．同じことは"たい"と"だい"のような単語でも行える．この場合は音韻あるいはモーラの長さの影響も加わる（英語のような音韻が最少単位の言語では音韻弁別検査となるが，同じ検査をしながらも日本語ではモーラが最少単位の可能性が高いのでモーラ弁別検査ともいえる）．

これらの検査をモデルを使って振り返ってみよう．ある検査で，刺激単位は単音（"た"と"だ"）；刺激モダリティは聴覚（言語音）；反応は音声（はい・いいえ）にした場合：刺激は聴覚

図 3-7
音韻（モーラ）弁別課題で口頭反応の場合の経路．同じ・違うの判断は言語モデル外にあると考えられる．

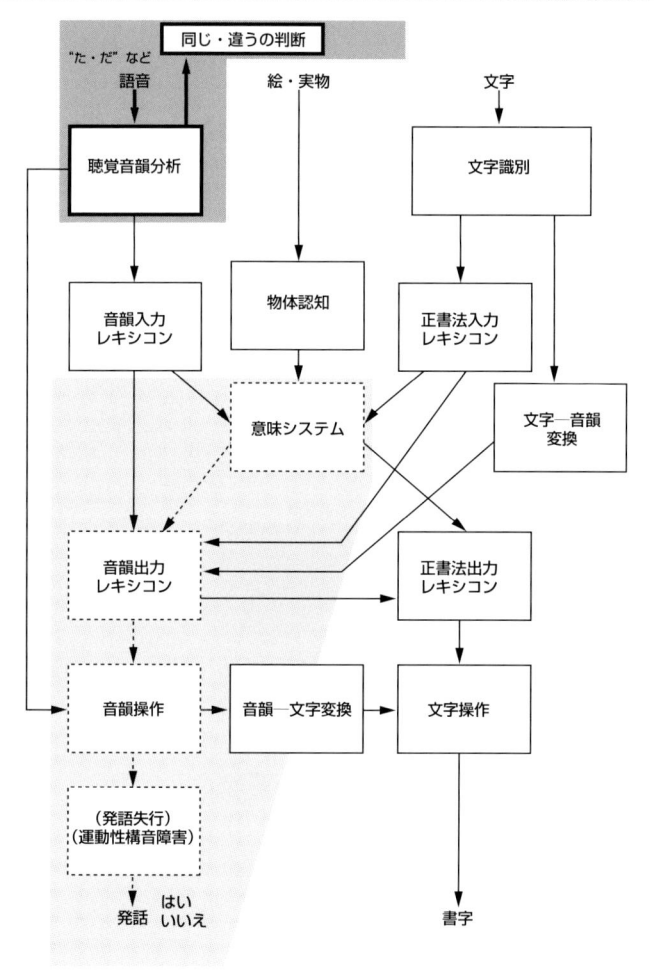

的音韻分析に入力，"同じ""違う"の概念の理解と判断，反応は口頭の表出能力（意図→意味システム→音韻出力レキシコン→音韻操作→構音運動への変換→構音）となる（図 3-7）．なお，構音運動への変換とは，図では発語失行・運動性構音障害に対応する．調べたいのは最初の部分の聴覚的音韻分析だが，口頭表出経路のどこかに障害があっても正答できない可能性がある．また，反応を○と×からの選択にすると反応は○と×の視覚認知，ポインティングの運動表出能力が必要となり，口頭表出に問

図 3-8
復唱の経路
①は外国語のように復唱，②は日本語としてだが意味を理解せずに復唱，③は意味を理解したうえで復唱

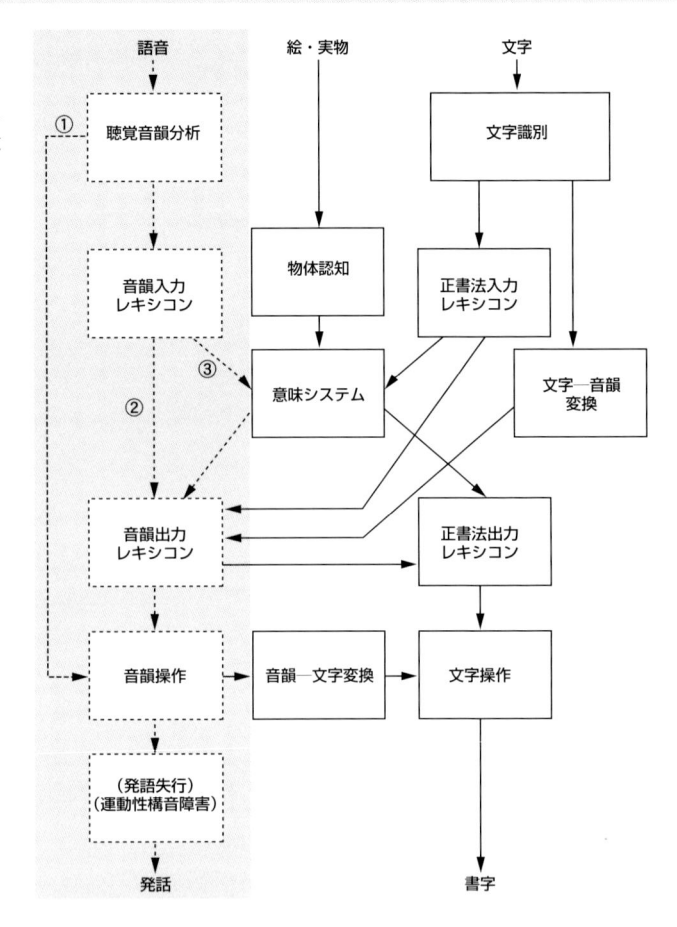

題があっても調べられるが逆に視覚認知と指の運動コントロール能力が必要となる．そして，どちらにしても『語音を聞いて"同じ""違う"と判断する』という慣れない課題に耐えうる抽象的能力（知能？）が必要になる．言語を抜いて同じ絵と違う絵を用意して，同じ絵の時は○，違う絵の時は×を選べれば絵の認知も○や×の意味もわかっていることになるので，絵の異同弁別課題ができて，"た・た""だ・た"の異同弁別課題ができない場合は聴覚的音韻弁別能力の障害であることがわかる（はい・いいえも同様である）．

復唱や単語の聴覚理解（絵の選択）課題を使っても聴覚的音

図 3-9
単語の聴覚理解経路

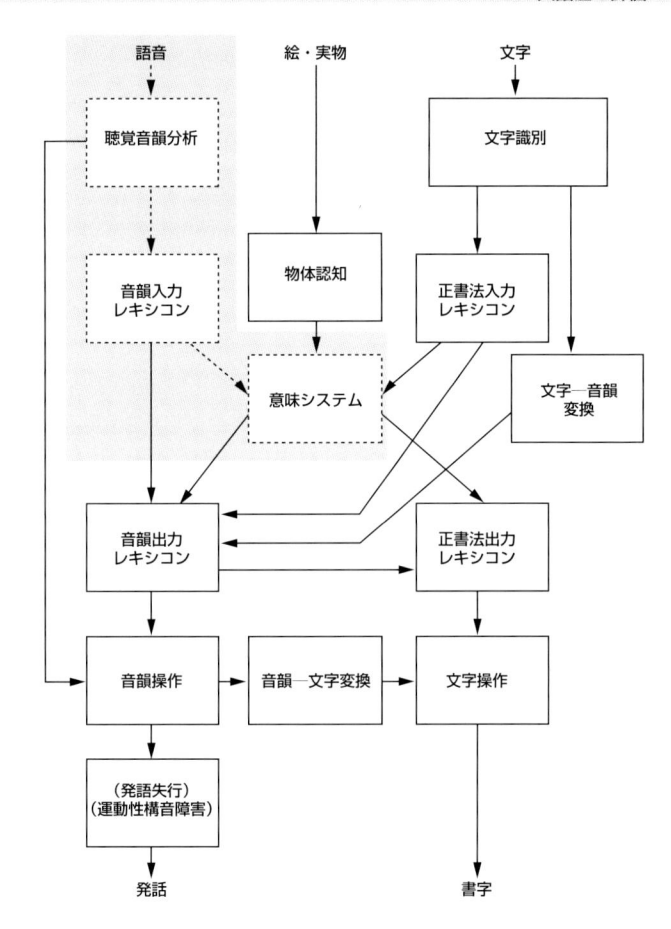

韻分析能力を見ることができる．モデルで見るとわかるように聴覚音韻分析は聴覚モダリティの入り口近くにあるので，大抵の聴覚刺激の課題はここを通る．復唱課題（図 3-8）も単語の聴覚理解（図 3-9）もここを経由するので，復唱や単語の聴覚理解（絵の選択）のいずれかができれば，聴覚音韻分析も保たれていることが自動的にわかるのである．しかし正答できなかった場合は逆に，何処に問題があるのかわからない．このように，複数の課題を行って明らかになる機能と，1 つの課題に正答できれば自動的に保たれているとわかる機能がある．

図 3-10
音韻識別で反応を文字選択で行う場合の経路

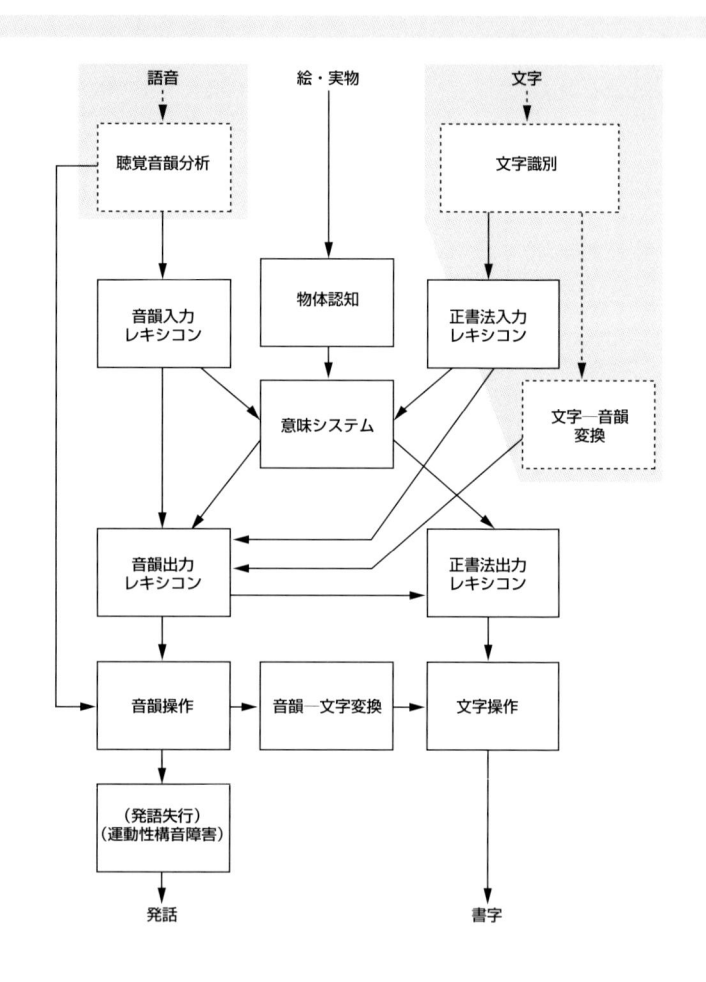

b. 音韻（あるいはモーラ）識別検査

　音韻弁別検査では聴いた音韻（モーラ）が"同じ"か"違う"かを答えるのに対し，音韻識別検査では聴いた音がどの音韻あるいはモーラかを答える．これにはいくつかの方法がある．まず，聴いた音を復唱する方法である．モデルで見てわかるように復唱はどのルートを使っても音韻操作→構音への変換→構音を通るので（図 3-8），これらの機能の障害でも誤りが起こりうる．逆に正答できれば，これらも保たれていることがわかる．つぎに聴いた音に対応する文字などを指差す方法である．この課題では聴覚音

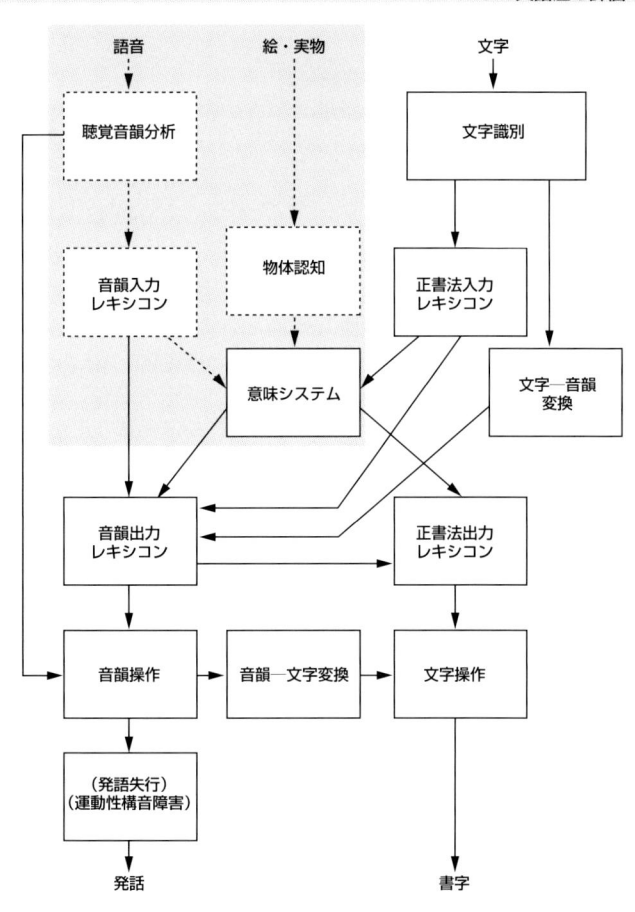

図 3-11
聞いた語に対応する絵の選択での経路

韻識別機能に加え，反応に使う文字の識別→文字・音韻変換の機能が必要になる（図 3-10）．第 3 の方法は，聞いた語音に対応する絵を選択する方法である．この課題ではまず，刺激語が絵になるもの，すなわち実在語でないと検査できないという制限がある．そして音韻入力レキシコン→意味システムと絵の認知→意味システムが保たれないと正答できない（図 3-11）．

c. 語彙判断検査
（音韻入力レキシコン検査，正書法入力レキシコン検査）

これは前述の失語症語彙検査の語彙判断検査を使うと便利である．他にモデルからもわかるように単語の聴覚理解や読解（漢字）ができていれば保たれていると考える．

d. 単語の意味理解と想起検査
（音韻入力レキシコンから意味システムへのアクセス，正書法入力レキシコンから意味システムへのアクセス，意味システムから音韻出力レキシコンへのアクセス，意味システムから正書法出力レキシコンへのアクセス）

単語の聴覚理解（絵や実物の選択）ができれば聴覚音韻分析→音韻入力レキシコン→意味システムは保たれている（図 3-11）．できない場合で語彙判断ができていれば，音韻入力レキシコンから意味システムのアクセス障害あるいは意味システム自体の障害の可能性が高い．同様に文字単語（特に漢字）の読解ができれば文字識別→正書法入力レキシコン→意味システムは保たれている（図 3-4）．絵や実物の呼称ができれば意味システム→音韻出力レキシコン→音韻操作→構音への変換→構音が保たれている（図 3-12）．誤る場合で復唱が可能な場合は，意味システム自体の障害か意味システムから音韻出力レキシコンへのアクセスの障害の可能性が高い．同様に書称（漢字あるいは仮名のまとめ書き）ができれば意味システム→正書法出力レキシコン→文字操作情報→書字が保たれている．仮名書字の場合は意味システム→音韻出力レキシコン→音韻操作→音韻-文字変換→文字操作情報→書字の経路をとることも多い（図 3-12）．誤る場合で書き取りが可能な場合は意味システム自体か意味システムから正書法出力レキシコンへのアクセス障害の可能性が高い．これらの検査に最も用いられてきたのが 100 単語検査である．

○ 100 単語検査

単語レベルの聴理解，呼称，書称，読解の掘り下げ検査に長年用いられてきた検査であるが，既製の検査ではなく，個々人が

図 3-12
意味システムからの出力経路
灰色の実線は絵を見て単語を言う．
太い実線は絵を見て単語（主に漢字）を書く．
細い破線は絵を見て単語（主に仮名）を書く．

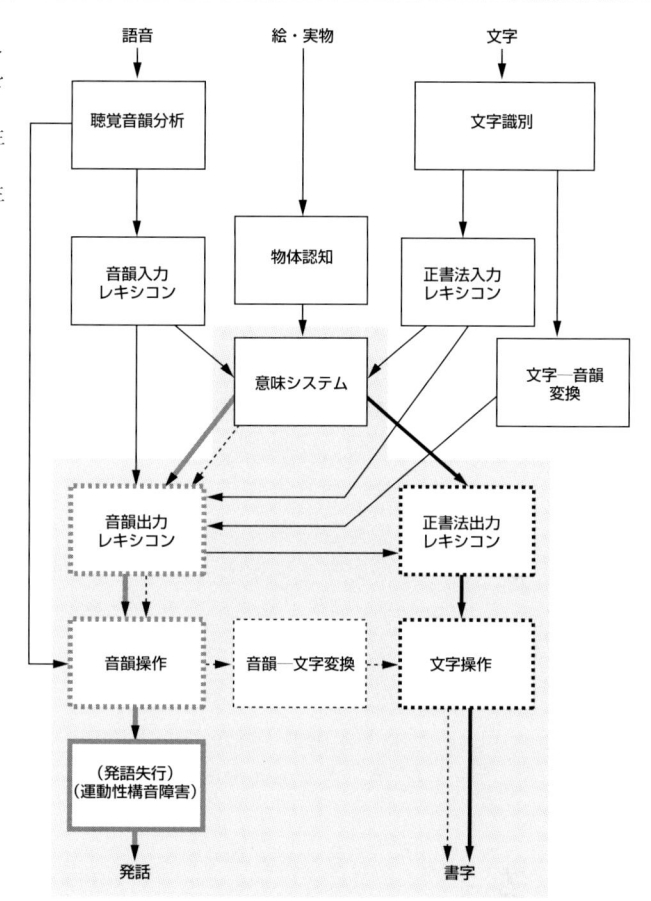

それぞれ工夫して絵カード 100 枚を揃えて使用している．前述のように SLTA の補助テストの呼称課題は本テストと合わせて 100 語（高頻度語 50 語，低頻度語 50 語）になるので，これを利用することもできよう．また，語彙検査の名詞・動詞検査ではそれぞれ 40 語ずつ（高頻度語 20 語，低頻度語 20 語）あり，名詞と動詞の差をみることもできる．さらに，語彙検査の意味カテゴリー別名詞検査は 10 の意味カテゴリーにそれぞれ 20 語（高頻度語 10，低頻度語 10）ずつ計 200 の名詞があるので，患者の必要に応じてさまざまな利用法が考えられよう．

e. 文字識別検査

　文字のマッチング課題と同じ文字と違う文字を見せて，"同じ"か"違う"かを判断する課題が考えられる．しかし，読解や音読ができればこれは保たれていると考える．

f. 文字・音韻変換検査

　仮名文字の音読課題．清音と拗音等の特殊な文字と両方を調べる．

g. 音韻・文字変換検査

　○仮名一文字検査

　一般に仮名文字の書き取りの掘り下げ検査を指すが，音読検査（文字を呈示して音読してもらう）を指す場合もある．すべての仮名文字を調べることもできるが，清音，濁音，半濁音，拗音など，それぞれ10語程度調べ，これらが良好であれば仮名単語の書き取りに移行することもできよう．書けない場合は写字が可能かどうかも調べておく．

　○仮名単語書字検査

　仮名一文字がある程度書ける場合に，仮名単語の書き取りを行う．その際，1) 文字数が増えるとどうなるか，2) 長音，促音，拗音など特殊な文字の書字はどうかを見る．絵や実物から仮名文字や漢字で名前を書く書称に関しては，100単語検査を使って調べられる．この際，仮名文字についてはWABの仮名単語書字のように文字チップを用意しておき，文字合成を行うことで書字運動や文字想起が困難な場合でも，モーラ合成能力を調べることができる．

h. 単語の把持力検査

　文の復唱や理解が困難な場合，一つには構文の理解障害が考えられるが，他に即時記憶の障害が原因となることがある．そこで，複数の単語を言って該当する絵（文字単語でもよい）を言った順に指差してもらい，構文的要素を除いて把持力を評価するの

が単語の把持力検査である．基本的にこの検査の対象となる患者は単語の聴覚理解が保たれていることが条件となる．前述のように，"単語の把持"は老研版失語症検査では課題として入っているので，これを利用してもよい．

以上，ざっと認知神経心理学的モデルに基づいて掘り下げ検査を作る方法を見てきたが，この方法を鑑別診断検査の下位検査や既製の掘り下げ検査にも当てはめてみると，個々の患者の症状の特徴がはっきりすることがある．しかし，大抵の失語症患者ではモデル上の複数の機能が同時に障害されていることが多く，特定のルートだけが障害されていることは稀である．それでも，個々の患者の症状をより詳しく理解できることは間違いない．

i. 談話とコミュニケーションの評価

談話やコミュニケーションなど言語のダイナミックな側面の評価を客観的に行うことは大変難しい．多くの場合，自由会話が対象場面になるであろうから，その場のメンバーや状況，トピックによっても変化する．したがって，これを意図的に行う場合はいくつかの異なる場面をサンプルとして集めるのが望ましい．また，ビデオカメラを設定しておいて，十分カメラに慣れた時点でサンプルを録画しておくと評価にも訓練にも役に立つ．

談話では会話を開始できるか，話者の交代のサインを理解して役割交代できるかあるいは自分がそのサインを出せるか，話題に沿って話しを進められるか，まとまりのある話ができるか，"これ"や"あそこ"などの指示詞を適切に理解あるいは使用できるか等を評価する．コミュニケーションでは談話と重ならない部分として，見当識，アイコンタクト，ジェスチャー，顔の表情，感情プロソディ，自己修正などが挙げられ，これらを評価する．評価の基準は厳密には正常データもなく困難なので，3段階評価（障害あり，やや障害あり，障害なし）や5段階評価で行うのが現実的であろう．

さらに感情プロソディや顔の表情の表出と理解を特に取り上げ

て検査することがある．感情プロソディの理解検査では同じ文を悲しい，嬉しい，驚いた，恐ろしい等のプロソディで発話し，感情を同定してもらう．この時，顔の表情がヒントにならないようオーディオテープを使って行う．また，顔の表情の読み取りにはビデオテープを使って発話なしで行う．表出は逆に，同じ文を検査者が指定した感情を込めて言ってもらったり，顔の表情を作ってもらったりするわけであるが，個人差が大きいのでその評価は理解に比べ注意を要する．表出面の評価は日常の中での観察や家族からの聞き取りと合わせて行う必要があろう．

F．その他の高次脳機能障害の評価

　言語は第1章でも述べたとおり他の高次脳機能と密接に関係しながら機能しており，言葉の表出も理解もその影響を免れることはできない．また，大脳の損傷はいつも失語症だけを選択的にひき起こすわけではない．だから，失語症を評価する場合にはその他の高次脳機能も一緒に評価し，トータルに症状を把握することがより適切な訓練にも結びつく．しかし，高次脳機能障害の領域は広く，また本書の目的はあくまで失語症言語治療の基礎を提供することにあるので，ここでは言語治療の臨床で必要なものを簡単に取り上げるに留める．

1．視覚性認知

a．視覚失認（visual agnosia）

　視覚や視野が保たれているのに対象が視覚認知できない症状で，統覚型と連合型がある．

　統覚型：知覚の段階の障害と考えられており，マッチング，異同弁別，模写なども障害されるが，色覚は保たれることが多い．両側後頭葉（右内包と左後頭葉，両側の側頭後頭葉）の損傷で起こることが多い．

　連合型：知覚と意味との連合障害，マッチング，異同弁別，模写は可能だが，物品がもつ意味的属性に分類したり，呼称したりできない．純粋失読，相貌失認を伴うことが多い．地誌的見

当識，大脳性色盲を合併することもある．また，記憶障害が合併することもある（側頭葉内側部損傷）．両側の側頭後頭葉病変（左＞右半球）で起こることが多い．

■検査法
○どちらの型でも保たれるもの
・視力と視野検査
・触覚性の呼称，音や言語性定義による呼称
○統覚型でのみ障害されるもの
・図形の模写
・物品や図形の異同弁別やマッチング
○どちらの型でも障害されるもの
・視覚刺激に対する呼称
・使用法の口述あるいはジェスチャーで示す
・物品のカテゴリー分類（絵や写真）
・読み

b. 視覚失語（optic aphasia）

視覚的に提示された物品が何であるかわかっているのに呼称できない．しかし，認知はできているので物品の使用法を動作で示すことやカテゴリー分類はできる．色名呼称障害，顔の呼称障害もたいてい見られる．右同名半盲，失読は常に合併する．左後大脳動脈領域で起こることが多い．

■検査法
視覚失認の検査と同じ．

c. 相貌失認（prosopagnosia）

熟知相貌の認知障害，新しい相貌の学習も困難となる．未知相貌についての異同弁別，マッチングの障害，老若，男女，表情の識別力の低下が見られる．動物の種類の同定，熟知した街並みの認知障害を伴うことがある．左上四半盲，大脳性色盲を伴うことが多い．両側（右＞左側）側頭後頭葉接合部の損傷で起こることが多い．

■検査法
・衣服や髪型や声,状況など手がかりを与えず家族や知人を識別
・家族や知人の写真を,名前,職業,エピソードを言わせて同定

d. 地誌的失見当識（topographical disorientation）

街や建物の中で道に迷う障害.環境失認（街並み失認）と道順障害（地誌的記憶障害）が合併して見られることが多い.右半球（両側）側頭—後頭葉内側部（海馬傍回）や右脳梁膨大部—頭頂葉内側部（道順障害）の損傷で起こることが多い.

■検査法
・患者の自宅の外観や内部,近所の写真の同定（家族や同僚の同定は保たれていることを確認）
・有名な公共建造物,観光地などの写真の同定
・熟知した場所の行動を家人に観察してもらう,病院内で病室に戻れるかを調べる
・自宅の見取り図,近所の地図を描く
・白地図に都市を定位する

e. 同時失認（simultanagnosia）

細部の認知が保たれていながら全体の意味が把握できない障害.状況画の意味がわからない,語全体をまとめて読めない（Wolpert 型）.左後頭葉,後頭側頭葉病変で起こることが多い.

■検査法
・全体としてひとつのメッセージを伝えるような絵の説明
・長い単語の読み

現在では認知の障害というよりは注意の障害と考えられているが,視覚性の障害なので半側空間無視もここに取り上げる.

f. 半側空間無視（unilateral spatial neglect：USN）

病巣の対側（ほとんど左側）の刺激に気づかず,また,その方向を見ようとしない.注意を向けた対象の左側を無視する傾向を

特にobject-centered neglectと呼ぶことがある．右頭頂葉を含む広範囲な病巣で起こることが多い．

■検査法
・キクの花，家，立方体の模写（左右の対称性を見るため）
・線分2等分検査
・自画像や時計の自発描画（左右の差，模写との差を見るため）
・抹消検査（左右の差）
・日常生活動作の観察（左にある物にぶつかる，左折しない等）
・文字の音読（左側を読み落とす等）

2．聴覚性認知

a．聴覚失認（広義）（generalized auditory agnosia）

広義の聴覚失認は純音聴力の障害が軽度にもかかわらず，言語音と非言語音（環境音）の認知が障害されることを示し，両側上側頭回（一部頭頂葉）損傷で起こることが多い．狭義の聴覚失認は環境音の認知のみが障害されることをいう．病巣は右側頭葉が多い．言語音の認知のみが障害される純粋語聾（pure word deafness）については前述のとおりである．

■検査法
・純音聴力検査
・環境音（楽器，電話，掃除機などの音）の識別
・言語の聴覚理解
・日本語と外国語の識別
・男女の声の識別

3．触覚性認知

a．触覚失認（tactile agnosia）

要素的な体性感覚障害なく物体を触覚で認知できない障害．形態の認知障害（形態失認: amorphognosia），材質の識別障害（素材失認: ahylognosia），物体の認知（鍵を鍵とわかる等）（立体覚障害: astereognosia）にさらに分けて呼ぶことがある．物体認知障害は病巣と対側一側性に見られ頭頂葉から側頭葉後部の病巣で多い．

■検査法
- 基本的体性感覚（触覚，痛覚，温度覚，振動覚，運動覚，位置覚，二点識別覚）が保たれていることを確認
- 触覚消去現象，重量，粗さ，大きさ，形，材質の識別
- 日常物品の触覚によるカテゴリー分類や同定

b．触覚性失語

失語，要素的感覚障害，触覚性の物体認知障害がないにもかかわらず，触ったものの名前が言えない．責任病巣は左角回深部，下縦束，脳梁．

4．構成行為

a．構成障害（constructional disability）

単一の運動の障害ではなく，まとまりのある形態を形成する能力の障害で，部分を空間的に配置する行為能力が障害される．Kleist はこれを構成失行（constructional apraxia）として記述したために，かつてはわが国でもその名で呼ばれていたが，失行の概念が確立するにつれ構成障害と呼ばれることが多くなった．左右の頭頂葉病巣で起こることが多い．

■検査法
- マッチ棒や積木の構成，立方体や家，時計などの描画，指パターンの模倣．

左右半球病巣による障害の質の差としては左半球損傷では全体的な枠はとれているが，細部の単純化が起こる．他方，右半球損傷では全体的な枠がとれず，細部をつないで構成していく．また，半側空間無視の影響が見られることが多い．さらにアルツハイマー病型痴呆では構成障害が頻発，"Closing-in 現象"（手本に重ねて構成しようとする）が多い．

b．構成失書

Kleist は文字と単語の構成や配置の誤りを構成失行の部分障害（独立してみられることもある）として記載．現在は右半球損傷

で見られる文字の構成部分の脱落，付加，解離，紙面への配置の異常，行の異常などは"空間性失書"，左頭頂葉損傷で多く見られる個々の文字の失書は"失行性失書"と呼ばれることがある．

聴覚失認と触覚失認を除く上記の障害を評価する総合的な検査として，標準高次視知覚検査が市販されている．
　○標準高次視知覚検査：新興医学出版社
　日本失語症学会失認症検査法検討小委員会により開発，標準化され，1997年に完成した検査で，視知覚認知障害を総合的に評価できる．視知覚の基本機能，物体・画像認知，相貌認知，色彩認知，シンボル認知，視空間の認知と操作，地誌的見当識の項目があり，先に挙げた視覚性の認知障害や構成障害，半側空間無視などは十分に評価できる．全体を行う必要はなく，抜粋して利用可能であるが，視力検査，視野検査，色覚検査などは含まれていないので前もって各自行う必要がある．

5. 失行（apraxia）

"学習された運動を，麻痺，失調，不随運動などの運動障害，視覚失認などの認知障害，失語による言語理解障害，痴呆や全般的注意障害などがないのに，目的に沿って遂行できない症状は失行と呼ばれる（Liepmann, 1920）"．基本的に観念失行，観念運動失行，肢節運動失行の3つに分けられ，なかでも失行の概念に最も合致するのが観念運動失行と考えられている．なお，同じ分類名でも研究者により意味が少しずつ異なるので，注意を要する．

a. 観念失行（ideational apraxia）

要素は正しいが，運動が誤った対象に向けられたり，順序を誤るなどが見られる（例：お茶の葉を湯呑に入れたり，お湯を湯呑に注いでから急須にお茶の葉を入れる）．自然状況下でも障害が見られることが多い．模倣で改善傾向が見られる．左頭頂葉（角回中心），側頭葉後部で起こることが多い．Liepmann, Poeck は

観念失行を複数物品の系列動作の障害と考える．他方，Morlaas，DeRenzi，山鳥は道具使用の障害と考え，そのため複数物品のみでなく単一物品の操作の障害も含む．

b．観念運動失行（ideomotor apraxia）

日常の自然な状況下では可能な運動が，言語命令や模倣では困難になる症状を指す．運動の喚起ができず困惑する，別の運動（parapraxia）の出現，意味不明の運動，保続，不必要な動きの付加，試行錯誤などが見られる（例："さよなら"にこぶしで手を振る）．模倣で改善傾向が見られる．失語症でよく合併する口腔顔面失行（buccofacial apraxia）は観念運動失行の一つである．左頭頂葉（縁上回，上頭頂小葉）皮質，皮質下白質で多く起こる．

c．肢節運動失行（limb-kinetic apraxia）

手指を中心とする上肢の習熟した巧緻運動の拙劣化を指す．自然状況下でも同様に見られる．左右の中心前回および後回で多く生じる．

■検査法

1. 複数物品（例：ポットと急須と茶筒と湯呑でお茶を入れる）の使用動作
2. 単一物品（例：櫛で髪をすく）の使用動作
3. 表象化されている動作（例：敬礼，さよなら）を──
   a．自然状況下での観察
   b．口頭命令による（物品を使用せずに）パントマイム
   c．模倣
   d．物品使用で評価する．

複数物品の操作以外はWABの失行検査も利用できる．

標準化された総合的な失行検査としては，標準高次動作性検査が市販されている．

○**標準高次動作性検査：医学書院**

日本失語症学会高次動作検査法作成小委員会により開発され，

1984年に完成した失行症の総合的な検査である．顔面動作，物品を使う顔面動作など13の項目，43種類の課題からなり，口腔顔面失行，観念運動失行，観念失行，構成失行，着衣失行の鑑別診断ができる．なお，ベッドサイドで実施できるスクリーニングテストも付いている．

6．記憶障害

　記憶は記憶しておく時間の長さにより，数唱のように短期間だけ覚えておく即時記憶と物の名前や思い出のように長期間覚えておく長期記憶に分けられる．

　長期記憶はさらにその機能によって分類され（Tulving, 1972），思い出などのように"いつ""どこで"が特定できる記憶はエピソード記憶，"いつ"，"どこで"が特にない一般的，抽象的知識は意味記憶と呼ばれる．また，長期記憶はその記憶が意識化あるいは表象化されるかどうかにより分類され，意識化（表象化）できるものを宣言記憶と呼び，これにはエピソード記憶と意味記憶が入る．他方，自転車の操作法などもはや意識化（表象化）しない知覚運動技能や認知技能は，非宣言記憶あるいは手続き記憶と呼ばれる（Squire, 1994）．

　記憶には情報の入力である記銘，情報の貯蔵である保持，情報を検索および想起する再生のプロセスがあり，記銘には注意，意図，構造化，処理水準などが影響し，再生には文脈効果やヒントが影響する．

　記憶は情報の種類により，言語性記憶，視覚性記憶，順序記憶，出所記憶（source memory）等と呼ばれることがある．また記憶の運用面では，電話をかけるまで電話番号を覚えておいたり，わからない英単語を辞書で見つけるまで綴りを覚えておくように，情報を一時的に保持して利用する記憶を作業記憶あるいはワーキングメモリー（working memory）と呼ぶ．さらにスケジュールをたて，それに沿って行動する時のような記憶は展望記憶あるいはプロスペクティブメモリー（prospective memory）と呼ばれ，ワーキングメモリーとともに前頭葉損傷で障害される．

a. 健忘症

エピソード記憶の障害を指す．一般に短期記憶や手続き記憶は保たれる．健忘症の発症以前のエピソード記憶は遠隔記憶，その障害は逆向性健忘という．また，発症以後のエピソード記憶は近時記憶，その障害は前向性健忘と呼ばれる．側頭葉内側面，偏桃体，間脳（乳頭体と視床），前頭葉基底部などの損傷で起こることが多い．

■検査法

健忘症は同じく重篤な記憶障害を伴う痴呆との鑑別が重要になる．つまり，健忘症であると診断するためには，正常範囲の知能に比べて明らかに低下している記憶力が示されなければならない．現在のところ日本で標準化されている検査のなかで，これに最も合致した検査はWechsler成人知能検査（WAIS-R）とWechsler記憶検査改訂版（WMS-R）である．

WMS-RはWAIS-RのIQに対応する指標（インデックス）が得られるので両者を比較しやすい．たとえば，IQが100で総合記憶インデックスが65だとすると知能に対し記憶が低下していると推測できる．しかし，この2つの検査はWAIS-IIIとWMS-IIIのように一緒に標準化されているわけではないので，直接比較だけから健忘症と結論づけることはできない．

現在，総合的記憶検査ではWechsler記憶検査，視覚性記憶検査としてはBenton視覚記銘検査，言語性記憶検査としては三宅式記銘力検査が市販されている．他にもReyの複雑図形やReyの聴覚言語学習検査など有用でよく使われる検査があるが，これらは市販されておらず，各自で作成して使用する．以下に，これらの検査について具体的な評価方法を紹介する．

○ Wechsler記憶検査改訂版（WMS-R）：日本文化科学社

Wechsler（1987）によりWMSの改訂版として作成された記憶の総合的な検査で，2001年4月にWMS-Rの日本語版が標準化され販売されている．

情報と見当識，知的制御，図形の即時記憶（再認），物語の再生（即時，30分後），図形の再生（即時，30分後），言語性対連合学習（即時，30分後），視覚性対連合学習（即時，30分後），数唱（順唱，逆唱）とこれに対応する視覚性課題，計13の下位検査からなる．情報収集と見当識のスクリーニングのための"情報と見当識"を除いた下位検査から，言語性記憶（即時），視覚性記憶（即時），総合記憶，遅延記憶，注意・集中の5つの指数が得られ，それぞれIQのように平均が100で標準偏差が15になっている．

　この内，"注意・集中"は与えられたルールに従い数や文字を言う知的制御課題，数唱とこれに対応する視覚性課題（即時記憶容量あるいはメモリースパン）の成績を合計したものであるが，むしろ知能と高い相関を示し，記憶とは異なる側面を評価している．また，WAIS-Rと同様，言語性記憶は左半球損傷，視覚性記憶は右半球損傷でより障害される傾向はあるものの，言語性記憶が低下しているから左半球損傷と言えるほどの対応はない．さらに，1時間近くかかる長い検査であり，また，失語，失認などがあれば困難な課題が多く，誰にでも行える検査ではないので適応があるかどうかをまず検討する必要がある．

　なお，ワーキングメモリーや顔の記憶課題等の付加，再認課題の付加，施行時間の短縮化，WAIS-IIIとの同時標準化などにより大幅に改善されたWMS-IIIがすでに出版されているが，日本語版はまだない．

a-1）視覚性記憶検査

○ Reyの複雑図形（Rey-Osterrieth complex figure test）

　Rey（1944）とOsterrieth（1944）により開発された検査で，図3-13のような複雑な図形の模写と再生課題からなっている．模写では視覚認知，構成能力，アプローチの仕方などが評価でき，記憶からの再生では模写と比較することにより視覚性記憶が評価できる．再生は直後再生を行う方法もあるが，模写と30分後再生の組合せがより一般的である．厳密な評価既定があり，これに従

図 3-13
Rey の図

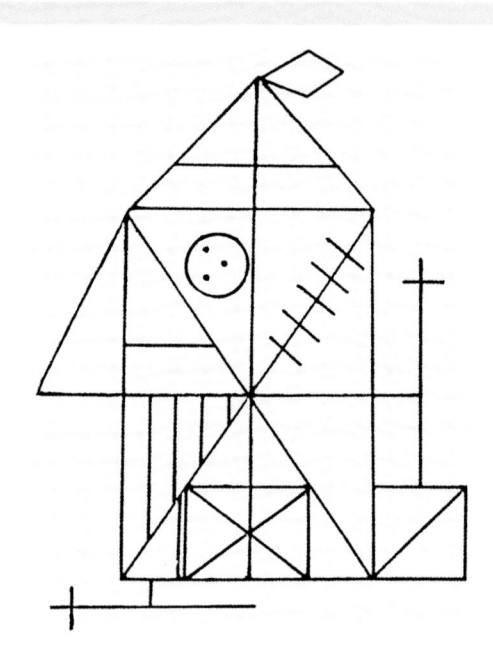

うと評価者間の一致度はきわめて高い．その後 Taylor の図（図 3-14）も再検の際の代え図として加わった．Rey の図と Taylor の図は模写では同程度の難しさであるが，再生では Rey の図が Taylor の図よりやや難しい．

○ **Benton 視覚記名検査**（Benton Visual Retention Test）：三京房

Benton（1945）によって開発された検査で，その第3版が日本語版として販売されている．図を呈示して模写する課題であるが，呈示時間と模写を始めるまでの時間で4種類の下位検査に分かれる：10秒間呈示で即時再生（模写），5秒間呈示で即時再生，模写，10秒間呈示で15秒後再生である．視覚認知，視覚構成能力，視覚性記憶を評価しているが，図の中には言語化できるものもあり，また模写が中心なので視覚性記憶よりも視覚構成能力がより反映されやすい．他方，10分以内で施行でき，代え用の図版もあるので，繰り返し検査する場合でも練習効果を避けて評価できるなどの長所もある．

図 3-14
Taylor の図

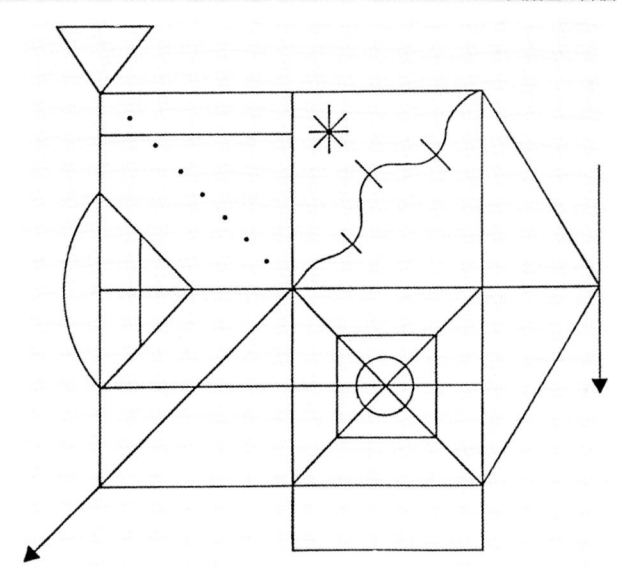

a-2）言語性記憶検査
　　○三宅式記銘力検査（東大脳研式記銘力検査）
　　　：千葉テストセンター
　三宅らにより日本で戦前に開発された言語性記憶検査である．タバコとマッチのように意味的に関係がある対語（有関係対語）と関係のない対語（無関係対語）をそれぞれ10対聞かせて，その直後に対語の片方を検査者が言い，それに対になっている語を答えるもので，それぞれ有関係対語試験，無関係対語試験と呼ばれている．それぞれの試験で同じことを3回繰り返し，その学習を見る．標準値があり，これよりも明らかに低下している場合は精査する．一種のスクリーニング検査である．

　　○ Rey の聴覚言語学習検査
　　　（Rey Auditory Verbal Learning Test ： RAVLT）
　Rey（1964）によって開発され，Taylor（1959）と Lezak（1983）によって現在の形になった言語性記憶検査で，広く臨床で使われている検査の1つである．残念ながら日本語版は販売されていないが，臨床家が個々に英語から翻訳して使っている．

					名前				
					検査日				
					検査者名				
リストA	A1	A2	A3	A4	A5	リストB	B1	A6	A7
本						家			本
山						靴			山
タオル						お茶			タオル
りんご						テレビ			りんご
星						大根			星
傘						切手			傘
鉛筆						椅子			鉛筆
箸						鋏			箸
帽子						耳			帽子
飛行機						パン			飛行機
ボール						自転車			ボール
時計						箱			時計
犬						財布			犬
タバコ						眼鏡			タバコ
窓						鞄			窓

正答数
　A1からA5の合計 =＿＿＿＿＿
　　　A6 − A5 =＿＿＿＿＿
再認 リストA 正答数 =＿＿＿＿＿
　　 リストB 正答数 =＿＿＿＿＿

再認リスト

帽子	猫	財布	パン	靴	
月	切手	タオル	格子	口	
りんご	星	時間	飛行機	鋏	
煙	宿	山	森	バット	
眼鏡	模型	大根	タバコ	自転車	
傘	耳	お茶	玉	お金	
手紙	テレビ	雨	家	ペン	
時計	本	箸	鉛筆	窓	
ホール	菓子	カン	シミ	笹	
鞄	ボール	椅子	犬	箱	

図 3-15
Rey の聴覚言語学習検査（RAVLT）（K-version）

　　検査は15単語（リストA）を読み上げ，直後に自由再生を行う．これを5回続けて行い，その学習を見る．その後，干渉（妨害）として別の15単語（リストB）が読み上げられ，直後に自由再生を行い，その直後に最初の単語，リストAの自由再生を行う（遅延再生）．さらに20分後，もう一度自由再生を行う（20分後の遅延再生）．最後に，使われた単語が組み込まれた物

語が呈示され，この中からリストAの単語を同定する（再認）．物語の代わりにリストAとBの単語を含む50語の単語を呈示し，ここからリストAの単語を同定させる方法もある．言語性の記憶障害の検出は高く，再生課題と再認課題があるので記憶障害の性質の違いも評価することができる．以下にその評価法を示す（K-version）（図3-15）．

準備するもの：検査用紙，ストップウォッチ，鉛筆

単語リストAの指示：

「これから単語のリストを読み上げます．よく聞いて覚えてください．私が読み終わった後で，繰り返して言ってもらいます．順序は同じでなくても構いません．できるだけたくさんの単語を覚えて下さい」

■読み終わってすぐに

「では，覚えている単語を言ってください（A1）」

■再生された語をその順に従って記録用紙に番号をつけてチェックする．いくつ再生されたかや後いくつ残っているか，繰り返して言ったものがあるか，誤った語を言ったかなどは聞かれても答えないようにする（1回目）．

■その後，

「先ほどと同じリストをもう一度読み上げます．よく聞いて覚え，私が読み終わったら，先ほどのようにできるだけたくさんの語を言ってください．順序は同じでなくても構いません．先ほど言った語も言わなかった語もすべて言ってください」

■その後は1回目と同様に進行する．これを計5回繰り返す．

干渉リスト（単語リストB）の指示：

「これから単語のリストを読み上げます．よく聞いて覚えてください．私が読み終わった後で，繰り返して言ってもらいます．順序は同じでなくても構いません．できるだけたくさんの単語を覚えて下さい」

■読み終わってすぐに

「では，覚えている単語を言ってください（B1）」

■再生された語をその順に従って記録用紙に番号をつけてチェックする．

干渉リスト再生後の指示：

「最初の単語リストの語をできるだけたくさん言って下さい．順序は同じでなくても構いません（A6）」

20分後の再生の指示：「最初の単語リストの語をできるだけたくさん言って下さい．順序は同じでなくても構いません（A7）」
再認課題の指示：再認リストを読み上げ，
「最初の単語リストにあったかどうかを答えてください」
記録：正しく再生された単語数をA1，A2，A3，A4，A5で各々集計する．つぎにA1～A5の合計，B1，A6，A6－A5，A7を求める．正しく再認された単語リストAの語と，誤って「あった」と答えた中のリストBの語の数を求める．なお，繰り返された語はR，自己修正されたRはRC，「言ったかな？」と疑問を持ったRはRQ，リストにない語はEと記録．
評価法：各語数を健常平均値と比較する．

7．前頭葉機能

　言語機能や記憶のように，まとまりのある障害として未だ記述できない障害がある．そのため，今のところ"前頭葉症状"や"右半球症状"などとおおざっぱに損傷部位の名前がついている．しかし，それぞれいくつかの要素が特定されつつあり，その検査法も現在確立されつつある．

a．前頭葉症状

　前頭葉障害は前頭前野の機能障害を指し，前頭前野は情報の統制，調整，統合を行う背外側，動機と感情を荷う腹内側，衝動統制や行動の構えの維持と調整を行う基底部に分けられる．前頭葉障害には注意の維持や転換の障害，発動性の低下，衝動性抑制困難，時間感覚の障害，空間的見当識の障害，記憶の再生障害，理由付け・抽象化・推論の障害などがある．前頭葉機能は他に実行機能とも呼ばれる．前頭葉症状と診断されるためには原則として知能が保たれていることが必要なので，WAIS-R等を合わせて評価する必要がある．

■検査法
　現在のところ，ウィスコンシン・カードソーティング・テスト以外は市販されていない．

a-1）語流暢およびデザイン・フルーエンシー検査

発動性の検査として，語流暢検査とデザインフルーエンシー（design fluency：非言語性の流暢性検査）がある．

語流暢検査は Thurstone（1962）によって開発されたが，現在の口頭で答える形式で使われるようになったのは神経感覚センター失語症検査（NCCEA, Spreen & Benton, 1969, 1977）からである．さまざまな種類があるが，基本は1分間にできるだけ多くの語を産出する検査で，わが国で最もよく使われているのは"動物の名前"を言う意味カテゴリーの語流暢検査である．ほかに，"あ"で始まる語を言うなどの語頭音の語流暢検査や，"スーパーにあるもの"や"空き缶の利用法"などを挙げる語流暢検査もある．語頭音の語流暢検査は特にCOWA（controlled oral word association）と呼ばれることがある．語流暢検査は左前頭葉損傷で低下するといわれている．また，痴呆では保続や無関係な語の混入が多い．以下にその評価方法を示す．

○**語流暢検査（Word Fluency）（K-version）**

準備するもの：ストップウォッチ，紙，鉛筆

1）カテゴリー

指示：

「1分間にできるだけたくさんの動物の名前を挙げて下さい．四つ足でなくても構いません」

（10秒経っても発話がない場合）「どんな動物でもいいですよ」

（いくつか出た後で発話が途切れた場合）「まだ，時間がありますよ」と発話を促す．

記録：挙げられた語をすべて記録．

評価法：

正答数：新しく挙げられた動物の数

保続数：同じものが2回以上挙げられた数

混入数：動物以外のカテゴリーの語数

発語数：挙げられた語の総数．

例：「犬，猫，馬，牛，虎，鳥，すずめ，つばめ，えーと，猫，犬，ペット，猛獣」

正答数：8（鳥とすずめ，つばめは併せて挙げてもよい）
保続数：2（犬，猫は2回目）
混入数：2（ペット，猛獣は動物名ではない）
発語数：12

2) 語頭音

指示：

「"あ"（"か"，"す"）で始まる単語を1分間にできるだけたくさん言って下さい．たとえば"あたま"がありますね．名詞でなくてもいいです．しかし，"アメリカ"や"アフリカ"などの国の名前，"秋田"などの地名，"安部"や"足立"などの人の名前など，固有名詞はいけません」

記録：挙げられた語をすべて記録．

評価法：以下の項目について健常平均値と比較する

　正答数：新しく挙げられた"あ"で始まる語の数．

　保続数：同じものが2回以上挙げられた数．

　混入数："あ"以外で始まる語や固有名詞の数．

　発語数：挙げられた語の総数．

それぞれを"か"と"す"でも算出し，それぞれを合計して，正答数，保続，混入，発語数の総数を得る．

例：「あたま，あし，あしくび，てくび，て，め，はな，くち」
正答数：2（"あたま"は例で挙げたので除く）
保続数：0
混入数：5（てくび以下）
発語数：8

3) カテゴリー変換

指示：

「動物の名前と野菜の名前を3個ずつ交互に挙げて下さい．まず，動物を3個，つぎに野菜を3個，また動物を3個というようにです．1分間にできるだけたくさん挙げて下さい」

記録：挙げられた語をすべて記録．

評価法：以下の項目について健常平均値と比較する

　正答セットと正答数：条件を満たし新しく挙げられた動物と野菜の数とセット数

保続数：同じものが 2 回以上挙げられた数．

混入数：動物のカテゴリーで動物以外，野菜のカテゴリーで野菜以外の語が挙げられた数．

発語数：挙げられた語の総数．

例：「豚，猫，犬，大根，人参，玉ねぎ，馬，牛，豚，いのしし，熊，鹿」
正答セット：2（第 3 のセットは終了しなかったと考える）
正答数：8（第 3 のセットの最初の馬，牛は正答と考える）
保続数：1
混入数：3（いのしし以下）
発語数：12

　語流暢性検査に相当する非言語性の流暢性を測る目的で開発されたのが，デザインフルーエンシーである．Jones-Gotman ら（1977）の言語化できない互いに異なるデザインを産出する検査や，Regard ら（1982）の与えられた点を結んで異なるパターンを産出する検査（Five-point test）などがある．前者の検査では右前頭葉で産出量が低下し保続が増える傾向が見られる．以下にその評価方法を示す．

　○**デザイン流暢性検査**（Design Fluency）（K-version）

　準備するもの：ストップウォッチ，紙，鉛筆，赤鉛筆，例示のための図（図 3-16）

1）自由条件

指示：

「これから 5 分間で，できるだけたくさん意味のない図形を描いて下さい．（例示：図 3-16（1）を見せながら）意味のない図形，無意味図形とはたとえばこのような図形です．

（山の絵：図 3-16（2）を見せながら）これは"山"と名前がつくので無意味図形ではありません．また，

（三角：図 3-16（3）を見せながら）これも"三角"と呼べますので無意味図形ではありません．それから

（なぐり書き：図 3-16（4）を見せながら）名前はつきませんが，このようななぐり書きは図形とはいえません．また，同じような図形は避けて，互いに似ていない図形を描いて下さい」

(1)

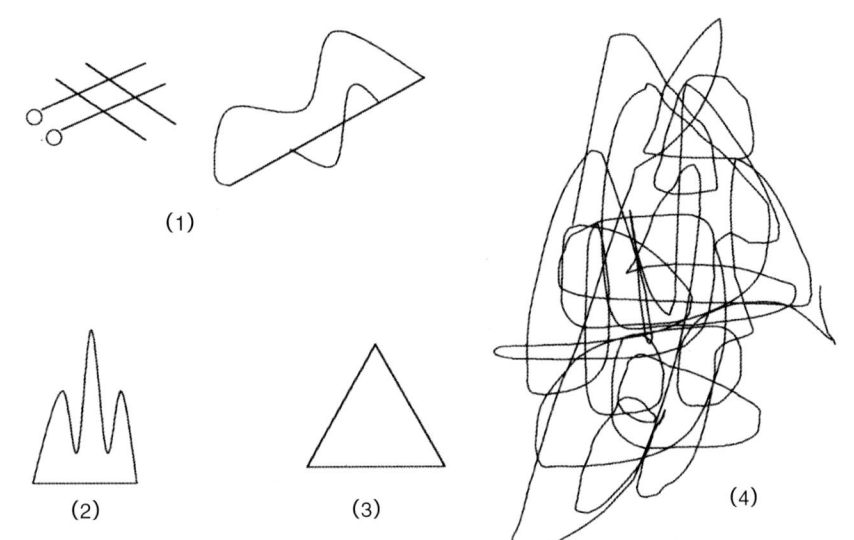

(2)　(3)　(4)

図 3-16
デザイン流暢性検査の説明図

1）無意味図形，2）なぐり書き，3）例示の図形に似ているあるいは先に描いた図形に似ているなどの場合は，それぞれ，最初の1回に限り赤鉛筆で×を描きながら「これは"だんご"と呼べますのでいけません」などのように注意する．

評価方法：

　正答数：どの条件にも反しない図形の数．

　誤答数：（以下のように分類）名前がつく図形の数，なぐり書きの数，例示の図形に似ている，あるいは先に描いた図形の数．

2）設定条件

指示：

「これからの4分間で，丸か直線か曲線をどれでも4つ使って，できるだけたくさん意味のない図形を描いて下さい．

（例示：図 3-17（1）を見せながら）たとえばこのような図です，丸が2つ，直線が1つ，曲線が1つで合計4つになりますね．丸だけ，直線だけ，曲線だけでもいいです．

（だんご：図 3-17（2）を見せながら）これは，丸が3つ，直線が1つで計4つですが，"だんご"と名前がつけられるので無意味図形ではありま

図 3-17
デザイン流暢性検査の説明図

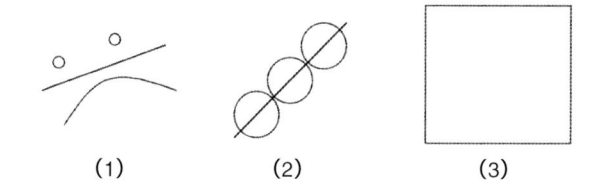

(1)　　　(2)　　　(3)

せん．同様に，

(四角：図3-17（3）を見せながら）これは直線4つですが，"四角"と呼べるので無意味図形ではありません．先ほどと同じように，なぐり書き，例に似た図形は描かず，また互いに似ていない図形を描いてください」

1）丸，直線，曲線の何れか4つ以外の図形，2）無意味図形，3）なぐり書き，4）例示の図形に似ている，あるいは先に描いた図形に似ているなどの場合は，それぞれ，最初の1回に限り赤鉛筆で×を描きながら注意する．

評価方法：

正答数：どの条件にも反しない図形の数

誤答数：以下のように分類：4つの要素に反する図形，名前がつく図形の数，なぐり書きの数，例示の図形に似ている図形の数，先に描いた図形の数．

a-2）Stroop テスト（Stroop test）

Stroop（1935）によって認知の柔軟性を検査する目的で開発された．赤いインクで書かれた"青"という字のように色の情報と文字の情報が対立するような場合は青いインクで書かれた"青"という字を読むより時間がかかる現象（"色―文字干渉効果"）を利用した検査である．

さまざまな検査法があるが，最も多く使われているのは改変 Stroop テスト（Modified Stroop Test）と呼ばれるものである．ここではビクトリア版（Regard, 1981）を紹介する．これは3つの下位検査からなる：

1) 緑，青，赤，黄の丸が24個書いてあるカードを呈示し，できるだけ速く色の名前を言う（課題D）（図3-18）

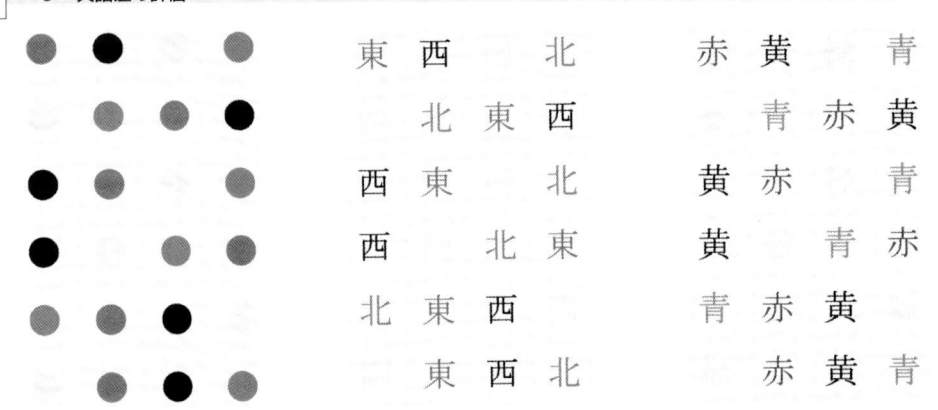

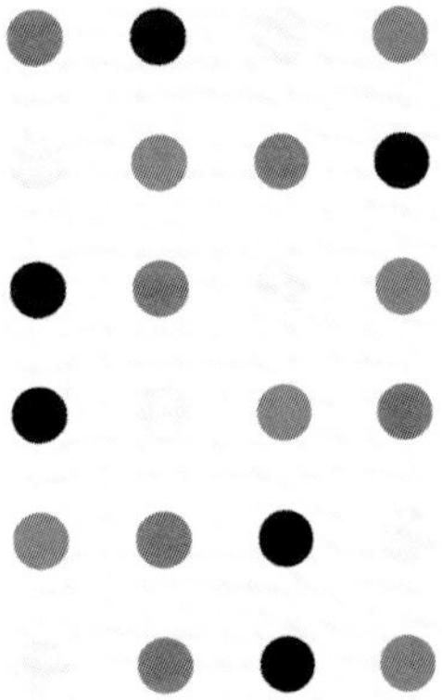

図 3-18
Stroop テスト課題 D
カバー袖にカラー印刷

図 3-19
Stroop テスト課題 W
カバー袖にカラー印刷

図 3-20
Stroop テスト課題 C
カバー袖にカラー印刷

2）色以外の文字（24個）が緑，青，赤，黄色のインクで書いてあるカードを呈示し，同じように色の名前を言う（課題W）（図 3-19）

3）緑のインクで書かれた"赤"，青のインクで書かれた"黄"など（24個）のカードを呈示し，文字を読まずにインクの色を言う（課題C）（図 3-20）．

左前頭葉損傷で色—文字干渉効果が最も大きくなる．以下にその評価方法を示す（K-version）．

用意するもの：検査カード，ストップウォッチ，紙，鉛筆

■**課題 D**

練習課題

指示：

「丸の色を言ってください．

（赤の丸を指しながら）これは何色ですか．」

同様に青，黄色，緑が言えることを確認する．これができない場合は中止する．

本課題（図 3-18）（本課題の検査カードからランダムに色を選択する．以下同様）

指示：

「今と同じように，丸の色を言ってください．ここから初めて
（最初の丸を示しながら）縦に読み，終わったらつぎの行，つぎの行とここまで
（最後の丸を示しながら），できるだけ速く正確に言ってください．では，用意，始め．」

評価方法：ストップウォッチで所要時間を測る．自己修正の数，誤りの数を得る．それらの値と健常平均値を比較する．

■課題 W

練習課題

指示：

「文字が何色で書かれているかを言ってください．
（赤の文字を指しながら）これは何色ですか」

誤って文字を読んだ場合には色を言うように注意する．同様に青，黄色，緑が言えることを確認する．これができない場合は中止する．

本課題（図 3-19）

指示：

「今と同じように，文字が何色で書いてあるかを言ってください．ここから初めて
（最初の字を示しながら）縦に読み，終わったらつぎの行，つぎの行とここまで
（最後の字を示しながら），できるだけ速く正確に言ってください．では，用意，始め」

評価方法：ストップウォッチで所要時間を測る．自己修正の数，誤りの数を得る．それらの値と健常平均値を比較する．

■課題 C

練習課題

指示：

「文字を読まずに，文字が何色で書かれているかを言ってください．
（赤の丸を指しながら）これは何色ですか」

誤って文字を読んだ場合は色を言うように注意する．同様に青，黄色，緑の名前が言えることを確認する．これができない場合は中止する．

本課題（図 3-20）

指示：

「今と同じように，文字を読まずに文字が何色で書いてあるかを言ってください．ここから初めて
（最初の字を示しながら）縦に読み，終わったらつぎの行，つぎの行とここまで
（最後の字を示しながら），できるだけ速く正確に言ってください．では，用意，始め」

評価方法：ストップウォッチで所要時間を測る．自己修正の数，誤りの数を得る．それらの値と健常平均値を比較する．

a-3）トレールメイキング テスト（Trail making Test：TMT）

軍隊個人検査（Army Individual Test Battery, 1944）に含まれていたが，独立して広く使われるようになった．パートAとパートBがあり，Aは数字がちりばめられている用紙で，数の順番にできるだけ速く線で結ぶ課題，Bは数字とアルファベット（日本語では平仮名）がちりばめられた用紙で数字，アルファベット，数字…というように交互に順に結ぶ課題である．Aは注意持続，視覚探索，目と手の協応などが要求され，Bではこれに加えて注意の転換，ワーキングメモリーのさらなる付加などが要求される．そのため，パートAに比べBが低下している場合は実行機能障害が見込まれる．脳損傷の有無，痴呆の有無などの鑑別にも有用とされている．以下にその評価方法を示す（K-version）．

用意するもの：検査用紙，ストップウォッチ，鉛筆

■検査 A

練習課題

指示：

「これは練習です．数字の順番に線で結んでください．（数字を指しながら）1から2，2から3というように8まで結んで下さい」失敗したら，

図 3-21
TMT の B 課題

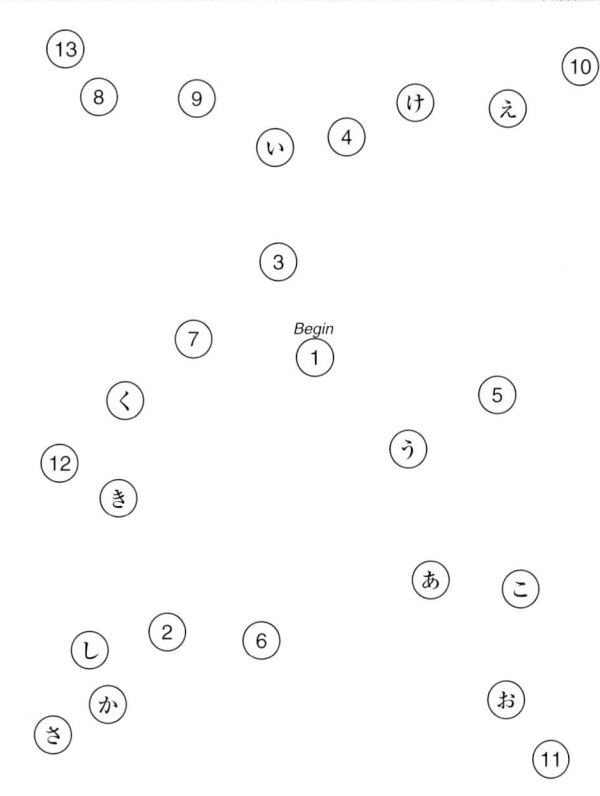

赤鉛筆で訂正して説明を繰り返す．失敗する度に新しい練習用の紙を渡す．3 度失敗した時点で中止する．

本課題

指示：

「今と同じように，
（数字を指しながら）1 から 2，2 から 3 と，数字を順番に 25 まで線で結んで下さい．できるだけ速く正確に結んで下さい．では，用意，始め」
途中で誤ったら，赤鉛筆で 3 度まで訂正する．3 度誤った時点で中止となる．

評価方法：ストップウォッチで所要時間を測る．健常平均値と比較

■**検査 B**（図 3-21）

練習課題

指示：

「これは練習です．先ほどと似ていますが，今度は平仮名が混じっています．数字と平仮名を順番に線で結んで下さい．
（数字，文字を指しながら）1から「あ」，「あ」から2というように数字，平仮名，数字，平仮名と順番に結びます」

失敗したら，赤鉛筆で訂正して説明を繰り返す．失敗する度に新しい練習用の紙を渡す．3度失敗した時点で中止する．

本課題

指示：

「今と同じように，
（数字，文字を指しながら）1から「あ」，「あ」から2，というように13まで線で結んで下さい．できるだけ速く正確に結んで下さい．では，用意，始め」

途中で誤ったら，赤鉛筆で3度まで訂正する．3度誤った時点で中止となる．

評価方法：ストップウォッチで所要時間を測る．健常平均値と比較

a-4）ウィスコンシン　カードソーティング　テスト
（Wisconsin Card Sorting Test ： WCST）

抽象概念の形成，セット（構え）の維持と変換を検査するためにBerg（1948）とGrant（1948）により開発された検査である．色（赤，緑，黄色，青），形（三角，星，十字，丸），数（1，2，3，4）の異なるカード（例：赤い2つの三角）を検査者が考えている要素（色か形か数）を推測して，それに合うように4枚のキーカードへ分類する．検査者はその都度，それが検査者の考えているものに合っているかどうかだけを伝える．このフィードバックを聞いてできるだけ速く検査者の考えに合わせてカードを分類するのが課題となる．検査者の考えを正しく推測して連続10回正答した後，検査者は予告なく要素の設定を変える（例：色から形に）．これに気づいて分類基準を如何に速く変えるかがさらに要求される．達成カテゴリー数，保続による誤答数，総誤答数などが評価される．

前頭葉症状の検出に有用で特に背外側の損傷では保続が多くなる．さまざまな方法があり，日本では慶応版（鹿島ら，1993）が知られている．

b．その他の知能検査

以上，簡単に高次脳機能障害の評価について述べたが，最後に，健忘症や前頭葉症状などの高次脳機能障害と全般的知的障害との鑑別に欠くことができない知能の検査にもふれておく．

b-1）Wechsler 成人知能検査改訂版
（Wechsler Adult Intelligence Scale-Revised ： WAIS-R）

わが国で最も多く使われている知能検査である．幼児用（3〜7歳）の Wechsler Preschool and Primary Scale of Intelligence（WPPSI），子供用（6〜16歳）の Wechsler Intelligence Scale for Children（WISC）と合わせて Wechsler 知能検査として D.Wechsler（1955）によって開発され，1981年に改訂された検査である．日本では WAIS は 1958 年に，WAIS-R は 1990 年に標準化され販売されている（日本文化科学社）．

言語性課題（知識，数唱，単語，算数，理解，類似）と動作性課題（絵画完成，絵画配列，積木模様，組合せ，符号），計 11 の下位検査からなり，総合的に知的能力を測る．言語性 IQ と動作性 IQ，そして総合 IQ が得られる．また，それぞれの下位検査で評価点が得られるので，部分的に行うこともできる．時間は 1 時間から 2 時間かかるが，課題を部分的に行い IQ を推定する短縮版もさまざま開発されている．

b-2）Raven 色彩マトリシス検査日本語版
（Raven's Colored Progressive Matrices）

視覚性の論理的思考を評価し，知能を推測する検査である．Raven により標準マトリシス検査（The Standard Progressive Matrices：SPM，1983），上級マトリシス検査（The Advanced Progressive Matrices：APM，1965）とともに開発された検査で，児童か

ら老人まで幅広く評価できる．わが国ではすでに述べたようにWAB失語症検査の下位検査として広く用いられており，45歳以上を対象に標準化されている（杉下，1993）（日本文化科学社）．5分程度で施行でき，採点も簡便なのでスクリーニング検査として有用である．特に，言語を用いていないので失語症患者には適しており，逆に視空間認知障害をもっている場合には評価が困難となる．

b-3）Kohs 立方体検査（Kohs Block Design Test）

Kohs SCにより開発され，日本では大脇により，ろう児，難聴児，老人用に標準化された知能検査で，WAISでお馴染みの積木課題である（三京房）．短時間で施行でき，言語を用いないので，わが国では失語症患者の知能を測るのによく用いられる．しかし，麻痺がある場合，構成障害がある場合は，知能検査としては正確な値が得られ難い．

このほかにも，医師がベッドサイドや外来で痴呆のスクリーニングによく使う検査として，わが国で独自に開発された長谷川式簡易知能評価スケール改訂版（HDS-R：加藤ら，1991）や世界的に広く使われているMini-Mental State Examination（MMS：Folsteinら，1975）の翻訳がある．いずれも施行時間が短く簡単に採点できるが，言語課題が多く失語症がある場合には評価は困難となる．失語症臨床で言語聴覚士がわざわざ行うことは少ない検査であろうが，医師からの依頼書などに点数が記されていることが多いので，検査の内容を知っておくのが望ましい．

なお，ここでは痴呆検査と人格検査については取り上げなかった．これらの鑑別診断にはかなりの知識と経験を要し，診断の社会的影響も大きく，失語症言語治療の基礎を提供するという本書の範囲を超えていると判断したからである．しかし，これらの領域，特に痴呆はコミュニケーション障害としてわれわれが関わることの多い重要な分野であり，ぜひ十分な知識を得ておきたいものである．

G. 画像診断

　たいていの病院臨床場面では，言語聴覚士に検査および訓練依頼があるまでには，すでに画像診断は成されている．しかし，主治医には病因や身体全体へのアプローチを探ることが優先され，言語聴覚士には病変の所在，そこから推定される機能障害，あるいは失語を含めた高次脳機能障害の予後の目安を得ることが優先されるというように，分野によって画像から得たい情報は必ずしも一致しない．初回面接時までにCT（computed tomography）やMRI（magnetic resonance imaging）を病歴その他とともに自分の目で見て，起こりうる高次脳機能障害を予測し，必要な検査を見積ることが言語聴覚士としての仕事である．無論，検査が終わっておよその言語症状が把握された時点でもう一度画像と見比べることは，失語のタイプ分類を考えるのにも大いに役立つ．頭部CTおよびMRIに関してはさまざまな種類の専門書が出ているので詳細はそちらに委ね，ここではごく手短に高次脳機能障害の症例集に書かれた"画像所見"を理解する上で必要最小限の記述に留める．

　頭部CTはX線吸収率の違いにより脳の画像を得る手法で，骨など密度の高いものは常に白く（高吸収域），空気や水など低いものは黒く（低吸収域）描出され，一貫しているのでわかりやすい（図3-22）．したがって，脳室，脳溝は黒く，白質は明るい灰色に見える．しかし，空気や骨によるアーチファクトを生じやすく，脳溝，白質と灰白質の境界，脳内部の構造物がMRIほど鮮明に見えない，また，矢状断の画像が得られないなど病巣の厳密な同定においてはMRIに及ばない．しかし，CTはMRIに比べ短時間に検査でき，また，急性期の出血の検出能力に優れているので通常スクリーニング検査として行われることが多い．

　MRIは磁気共鳴現象によって画像が得られ，信号強度の強いものは白く（高信号域），弱いものは黒く（低信号域）表示される．MRI画像の種類にはT1強調像，T2強調像，プロトン密度

図 3-22
CT 画像

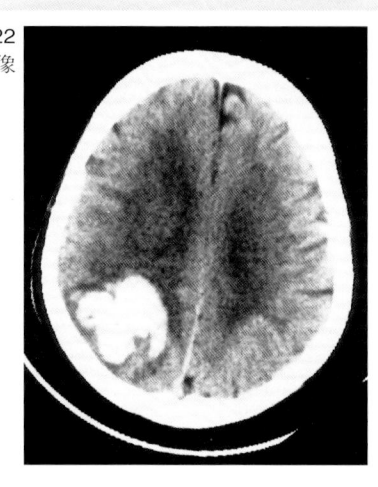

強調像などがある．T1 強調像では，灰白質は濃い灰色，白質は明るい灰色，脳室は黒く CT と似ているが，骨や皮が黒くなるところは逆になる．T1 強調像は解剖学的描写に優れているといわれている（図 3-23）．T2 強調像は脳室は白く，白質が暗い灰色になりちょうど T1 強調像と反対になる．T2 強調像は脳実質内の病変検出能力に優れているといわれる（図 3-24）．プロトン密度強調像では脳室は黒く，白質は暗い灰色に，灰白質は明るい灰色になる．プロトン密度強調像は脳脊髄液が T2 と異なり黒くなるので T2 よりも病変の同定に優れているといわれている．

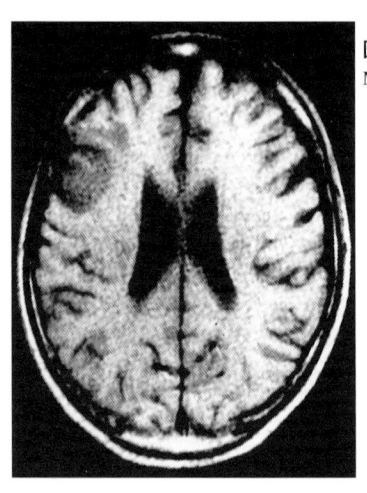

図 3-23
MRI の T1 強調画像

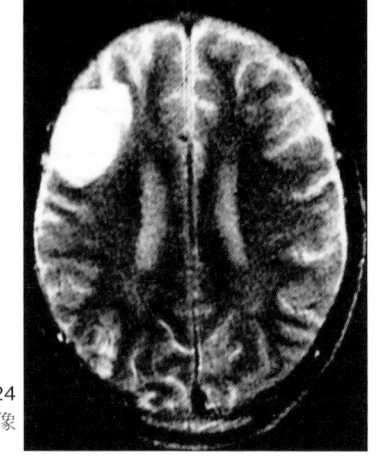

図 3-24
MRI の T2 強調画像

3 ─ 失語症の評価

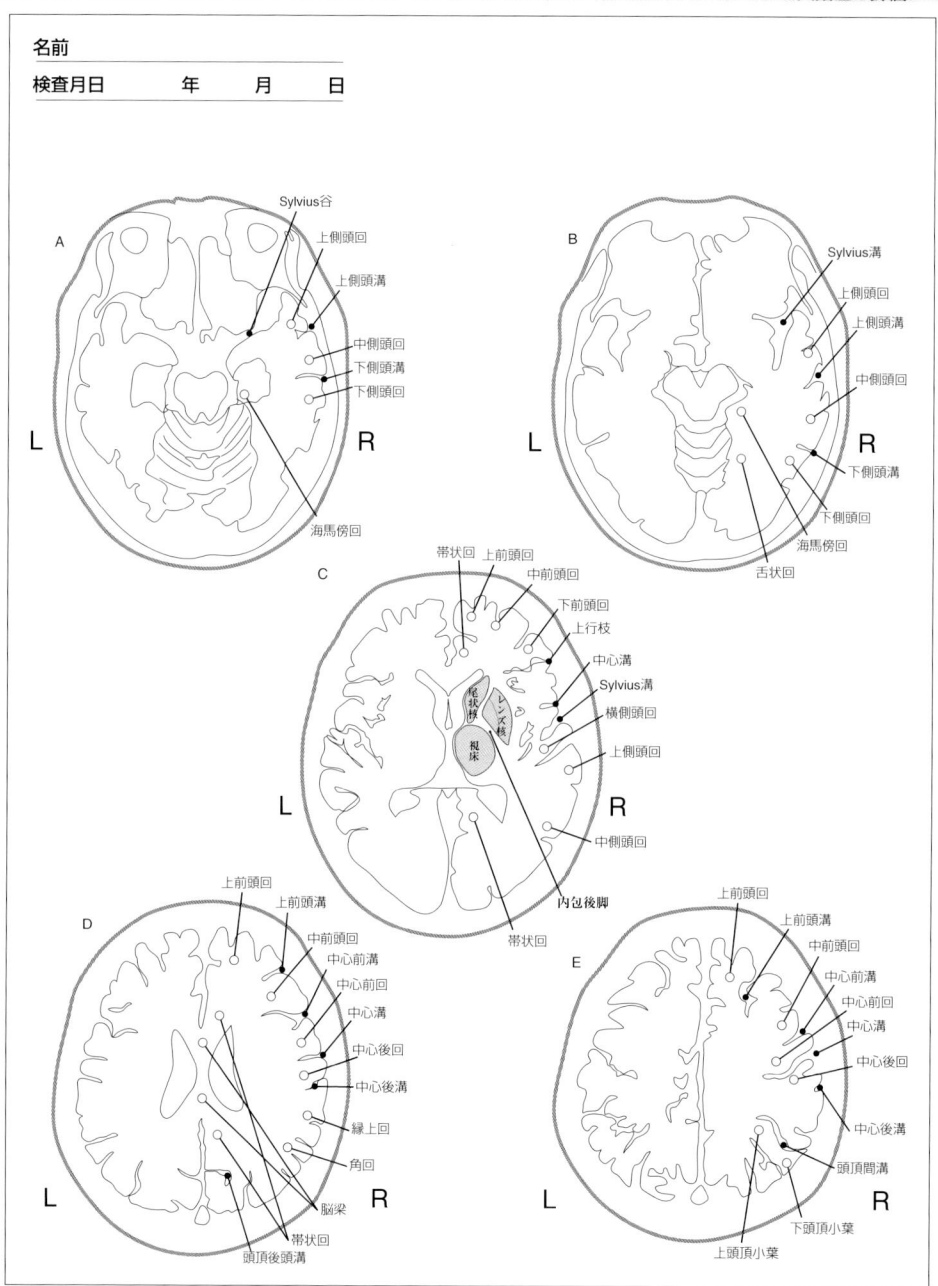

名前 _____
検査月日　　　年　　月　　日

図 3-25
脳の水平断解剖図（CT・MRI）

失語症臨床で最もよく見られるのは脳出血と脳梗塞である．CTでは，脳梗塞は低吸収域として描出され，脳出血では血腫が時とともに（2週間から1カ月程度）高吸収域，続いて低吸収域と変化していく．MRIでは，脳梗塞はT1強調像で低信号，T2強調像，プロトン密度強調像で高信号として描出される．他方，脳出血では複雑で，1週間以内の急性期ではT1で高信号，T2で低信号，ついでT1，T2強調像で高信号となり，陳旧性のものではT1，T2強調像とも低信号となる．

　CT，MRIとも基本となるのは水平断の画像なので，図3-25のような解剖図を手元において病巣がどの部位にあるのか推定するのに役立てるとよい．その際，目安になるのが脳室の形である．多くの場合，CTでは眼窩外耳口基準線（OMライン）を基準としてこれに平行に上下に切ってゆくが，病院によって角度をつけて撮ることもあり，注意を要する．その場合も脳室の形が変化するのでわかる．

失語症の言語治療

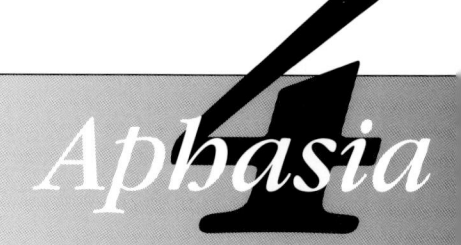

A. 言語治療の背景

　　　　　失語症は後天的な脳損傷により起こるため，その脳損傷の種類と重症度が失語症の重症度や予後に大きく影響する．

　　　　　失語症の原因疾患には脳血管障害（脳出血，脳梗塞），頭部外傷，脳腫瘍，変性疾患，脳炎などがある．失語症全国実態調査報告(1998)によれば，最も多いのが脳血管障害で90%以上を占める．なかでも脳梗塞の占める割合はほぼ60%と多い．脳血管障害では一般に発症当初が症状が最も重く，1～数カ月の急性期が続き，その後症状が安定する慢性期となる．

　　　　　急性期には他の症状とともに失語症にも自然治癒が見られる．自然治癒は浮腫，炎症，遠隔機能障害（Diaschisics：病巣に隣接あるいは結合している離れた場所の神経組織の機能低下）などからの回復により起こる．慢性期の回復は急性期とは異なるメカニズムで起こる．失語症などのように多くのニューロンに損傷が想定される場合は，一般に新たな機能回復路が再生されると考えられている．すなわち，残ったニューロンから神経突起の再生が起こりシナプスの再編成が行われる．この解剖学的再編成に続き，機能訓練などの活動を通しシナプス結合の強さが調整され，機能性を持ったニューロン回路が再形成されて，機能の再学習が行われると考えられている（黒田，1996）．

　　　　　他方，脳腫瘍や変性疾患は，症状が初期には軽微であるが時間の経過とともにむしろ悪化することが多い．このように原因疾患とその治療経過は回復に大きな影響をもつので，患者の医学的背景は訓練計画を立てる際に不可欠な情報である．

B．急性期の言語治療

　以下，最も多い脳血管障害による失語症を想定して話しを進める．言語聴覚士として急性期にまず行うべきことは，昨日まで何の問題もなく話していたのに突然話せなくなったり，他人の言っていることがわからなくなって，閉ざされた世界で混乱している患者を，何らかのコミュニケーション手段を早急に確立することで一部なりとも開放することであろう．

　その最大のポイントは，患者を取り巻く人々にその症状を理解したうえでコミュニケーション方法を調整してもらうことにある．たとえば，単語程度の短い発話でジェスチャーや実物を見せながらゆっくり話しかけるといったことで，失語症患者はずいぶんわかるようになる．何かを言おうとしてその言葉が出てこない場合は，できるだけ推測してこちらから「水？　ティッシュ？」など問いかけると，患者はうなずいたり，繰り返して言ったりして意思を伝えられるようになる．さらに，コミュニケーションボードやノート（後述）を作って，患者と周囲の人皆に使ってもらうのもよいであろう．こうした早期のコミュニケーション回復への働きかけは，シナプス再形成にとっても総合的で適切な内的外的刺激を提供し，きわめて重要であると思われる．

　失語症では患者と同時にその家族も混乱の中にいることが多い．失語症とは何か，患者の言語障害および高次脳機能障害の種類と程度はどんなものか，それは具体的には日常生活にどのような影響を与えるか，家族としてそれに対しどんな工夫ができるのか，予後はどうか等，全部がわかってから一度にまとめて伝えるのではなく，わかったものから順に伝えてゆき，できるだけ早期に混乱が整理できるよう手助けするのも言語聴覚士の大きな仕事の一つである．その意味ではインテーク面接やそれに続く評価の場面ですでに治療は始まっているともいえる．必要ならば，そして可能ならば，ソーシャルワーカー（福祉の情報）や心理職（カウンセリング）への紹介も選択肢として考える．

C. 慢性期の言語治療

　黒田（1996）によれば，リハビリテーションの基礎となるシナプス形成までには数日から数カ月を要し，訓練の最終効果は少なくとも数カ月後でないとわからないという．損傷部位が広範囲な場合はもっと時間がかかる可能性も高い．機能の再学習のどのプロセスにおいても失われた機能の刺激を繰り返し入力することが重要と考えられている．したがって，身体症状と心理的状態が安定して訓練が可能になり次第，速やかに"集中的"で"適切な"刺激が得られる訓練に入るのが望ましいと考えられる．

　"集中的"とは主に頻度に関わっており，できれば短時間でも毎日行えれば理想的であろうが，それが難しい場合は宿題や自主訓練などを通して間接的にこれに近づける工夫が欲しい．"適切な"とは患者にとって言語として意味を持つレベルおよび種類の刺激であるということで，具体的には鑑別診断検査および掘り下げ検査の結果に基づいて決められる．

　失語症からの回復は病巣の広がりや部位にもよるが，一般に年齢が若いほど良好である．逆に言えば，シナプス形成と機能再学習には限りがあり，失語症患者の80%以上を占める50歳以上の患者群では完全に病前レベルまで回復することは稀であることを示唆している．つまり，失われた機能の刺激を繰り返すだけでは十分な機能回復が望めないと判断される時期がくる．

　この時期には話し言葉や文字に加えて，ジェスチャーや描画を補助的に使うとか，コミュニケーション・ノート等の拡大・代替コミュニケーション（AAC）を主にしたコミュニケーションに切り替える等の工夫が必要になる．

　ここで注意したいのは，これは決して"適切な言語刺激を与える訓練"では改善しなくなるという意味ではない点である．改善の幅が小さくなったり速度が遅くなるとしても，まったく改善しなくなるわけではない．

D．治療計画

　治療計画は，患者やその家族の要望，医学的背景，言語および他の高次脳機能の評価，患者の社会的・経済的状況，心理的状態，治療者側の状況などの情報を総合的に判断し，患者やその家族との合意のもとで作成される一種の治療契約である．その内容には，長期目標，短期目標，治療期間，訓練頻度と時間，訓練方法などが含まれる（計画には入らないが，患者や家族には料金の説明もすべきであろう）．

　長期目標には"家庭復帰"や"職場復帰"などの予後に基づいた見通しや"日常会話レベルの発話能力の再獲得"などの言語治療の最終的な目標が含まれる．短期目標は長期目標を達成するための具体的な方法で，一般に3カ月で行える範囲の目標である．また短期目標には原則として，話す，聞く，書く，読むのモダリティすべてに目標が設定され，その目標が達成されたかどうかを評価する方法も具体的に決められていなければならない．

　短期目標を設定する場合に考慮すべき点は，1）基本的なコミュニケーション手段の確立を優先する，2）患者にとって比較的簡単で改善しやすいところ（正答率が45〜65％程度のもの）から始める，3）患者が興味をもっているところ，あるいは必要性が高いところから始める，4）訓練したものが実際の生活で使えるようになる等である．短期目標では，さらにこれを実現するための具体的な課題設定がなされる．ここでは，1）言語レベル（語，文，文章など），2）刺激と反応の言語様式（口頭言語，文字，絵，ジェスチャーなど），3）刺激要因（課題数，刺激の長さ，刺激の複雑さなど），4）反応要因（選択肢数，選択肢種類など），5）評価基準（90％以上で次のステップへ等）が具体的に設定される．

E．訓練の流れ

　　　決まった訓練時間をどのように配分して，より良い効果を生み出すかも訓練の重要なポイントである．

　　　訓練に参加する患者は多くの場合，緊張している．その緊張をほぐすのに，最初の数分はウォーミング・アップに当てる．軽い挨拶や必ず答えられるであろう簡単で自然な質問で調子を整えてもらう．つぎの時間帯は前回の復習に当て，さらなる定着を図るとともに集中力を徐々に高めて，本日のハイライト――最も難しいと思われる課題にとりかかる．これが非常にうまくいった場合は，十分にそれを評価して（誉めて）終わることもできるが，最も難しい課題なのでそれほど簡単にはいかないはずである．その時には，必ず最後に100％できる課題をそれとなく持ってきて，成功感を持って訓練室を出られるよう配慮する．宿題も同様に，自力で80％以上できるようなものを課題とする．訓練を支えているのはやる気（動機）や集中力であり，これをうまくコントロールするのも大切な仕事である．

F．言語訓練法の理論的枠組み

　　　評価を通してどこにどんな問題があり，どうなることが目標であるかが明らかになったとしても，それだけでは訓練はできない．訓練を行うためには，その目標を達成するにはどうすれば良いかがわからなければならない．その際同時に，その方法が何故有効であるかをも説明できなければならない．日々の臨床では，"何故"に答える余裕はなかなかないが，学校あるいは臨床実習で学んだ訓練方法を繰返すだけでは，その訓練法の本質や限界に迫れず，そのため"盲従"に陥りやすく"使いこなす"に至らないことが多い．理論は抽象的でわかり難い面もあるが，一度はじっくりと時間をとって理解することが望ましい．そして，理論はあくまで仮説であることを忘れてはならない．

1．プログラム学習法

　プログラム学習法は，刺激と強化を詳細かつシステマティックに制御することにより学習効率を高めようとするアプローチである．元来は失語を言語の消失と考え，言語訓練を言語の再学習と捉え，教育学の分野で確立されたプログラム学習法を失語症の言語訓練に取り入れたのが始まりであった．その後，その前提とは切り離され，"行動修正"の立場からオペラント条件付けを念頭に置いた訓練を行う方法として，プログラム学習法は言語訓練に幅広く取り入れられている．

　Brookshire（1967）はこの訓練法を，1）ベースラインの確立，2）行動修正法の適用，3）般化のステップで説明している．"ベースラインの確立"では，変えようとしている行動がどのような条件の時にどのくらいの頻度で起こるのかを正確に把握すること，すなわち詳しい評価を行い，どんな刺激が適切かを選ぶ．"行動修正"のステップでは患者のどのような反応をどう変えたいのかを明確化し，そのための有効な強化を選択する．そして徐々に目標行動に近づけるようプログラムを作成する．最後の"般化のステップ"は自然なコミュニケーション場面で使えるようにするもので，最も重要だが最も忘れられやすいところである．

　この訓練法は後に挙げる訓練法とは次元が異なる．これは元来，失語症のために開発された訓練法ではなく，何かを学習する場面で一般的に行われている方法である．言語訓練を"再学習"という概念からでなく"目標行動への訓練"と捉える立場からいえば，われわれも"プログラム学習法"とは意識せずに訓練の中に取り入れていることが多い．

　発語失行の訓練を例にとれば（図4-1），患者に必要なのは単音レベルの訓練か，単語あるいは文レベルなのか，また，自発話の時と，復唱，音読時で構音の変化があるかも調べる．これは"誤った構音"がどのような条件でどのくらい出現するかを見ており，"ベースラインの確立"を行っていることになる．

　評価の結果，単音もままならない重度であったとしよう．訓練

目標:「ぱん」の「ぱ/pa/」の構音の獲得

＜ベースライン＞
　自発話では正答率　20％　（誤反応［a］となる，口唇が閉じれば［pa］と正答）
　復唱では正答率　　45％　（誤反応［a］となる，口唇が閉じれば［pa］と正答）
　口唇を閉じることを指示し，モデルを見せての復唱では正答率が65％まで改善

＜行動修正＞
　shaping： 刺激　　口唇の閉鎖を指示，強調したモデル/pa/を呈示（復唱課題）
　　　　　　反応　　正しい発音　　　　　［a］と誤る
　　　　　　強化　　「良いですよ」　　　「唇が閉じてませんでしたよ」
　　　　　　　　　　　　　↓
　　　　　　　　90％以上の正答率となったら
　　　　　　　　　　　　　↓
　fading： 刺激　　口元を隠してモデル/pa/（復唱課題），強化は前と同じ
　　　　　　　　　　　　　↓
　　　　　　　　80％以上の正答率となったら
　　　　　　　　　　　　　↓
　　　　　　刺激　　「朝食は何でした，ご飯？ぱん？」に「ぱん」と答える，強化は同上
　　　　　　　　　　　　　↓
　　　　　　刺激　　「朝食は何でした？」に「ぱん」と答える，強化は同上

＜般　化＞
　「ぱん」以外の「ぱ」の構音の獲得
　「ぱ」以外の「ぱ行」の構音の獲得
　訓練室での会話場面や日常生活でも「ぱん」を正しく言える

図 4-1
プログラム学習法の例

　目標は"ぱ"を"ぱん"の中で自発話で言えるようにすることと決める．と言うのは"ぱ"は模倣でときに正しく構音できることがあり，また，口唇を閉じることを強調して見せると正答率が上がることが検査でわかっているからである．訓練は言語聴覚士が"唇を閉じる"ことを簡単に（詳しい説明はかえって混乱を招く言語レベルであるので）説明し，口元を見せてモデルを示して復唱，続いて紙などで口元を隠して復唱，「ご飯にする，パンにする？」に答える，"パン"の絵を見て呼称と，順に訓練を進める．"変えようとしている行動"はこの場合"誤った構音を正しい/pa/の構音へ"である．

　"模倣"つまり口唇を見せた状態での言語聴覚士の"ぱん"という発話モデルが初めの刺激である．患者が正しく構音した場合

には「それでいいんです」と誉め，誤った場合は「唇が閉じてませんでしたよ」と構音動作に注意を促すと決める．これが強化である．一旦 "/pa/" の構音を獲得したら（shaping），つぎはヒントとなるモデルを徐々に減らし（fading），自発的に構音できるようプログラムを組んでいる．ここまでが，第 2 のステップ "行動修正法の適用" にあたる．

最後の "般化のステップ" は，患者が訓練室で学習した "パン" の構音を日常生活で使えているかどうか，それと構音としては "ぱ" が "ぱん" 以外でも正しく言えるか，さらに "ぱ" 以外の "ぱ行" の構音がどう変化したかも般化と考えられよう．

このように，プログラム学習法は以下に述べる個々の訓練法を行う際の受け皿のようなもので，実際には他の訓練法と一緒に使うことが多い．

LaPointe（1977）はプログラム学習法に基づいたベース 10 プログラム刺激法と呼ばれる訓練法を開発している．これはその名のとおり，基本的につぎに述べる "刺激促通法" をプログラム学習法で行うもので，課題の選択，合格ラインの設定，刺激の選択，採点法の設定，ベースラインの評価と具体的な指導法，そして結果の推移を見るグラフが含まれた記録用紙を使う（図 4-2）．ここで注意したいのは，ベースラインが B1，B2，B3 と 3 回ある点である．これらの値があまりに不均衡な時には，課題の設定が不適切か，あるいはまだ症状が落ち着かない時であるので，その課題に関しては安定するのを待ってからもう一度行う．このような記録用紙を使えば日々の臨床において，訓練課題，刺激，強化の選択などの適切さを自己評価できるだけでなく，訓練効果もグラフを通して見ることができ，患者と一緒に見ることでさらなる意欲が引き出せるかもしれない．

a．刺激促通法（Stimulus-Facilitaion Technique）

失語症を言語機能の消失とはせず，機能が抑制されているかアクセスの障害とする考え方に立つ訓練法である．Wepman（1951）は反応を引き出すのに十分な刺激を系統立てて与え，課題を繰り

ベース10反応シート

課題 _____

評価基準 _____ 採点方法 _____

治療法
_____
_____
_____
_____
_____
_____
_____
_____

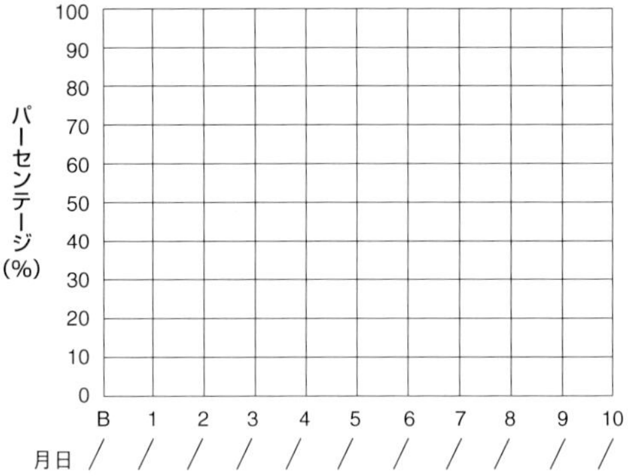

図 4-2
ベース 10 反応シート

表 4-1　刺激促通法の原則

1. 適切な刺激の選択（使用頻度，長さ，速さ，音量）と適切な質，量の言語刺激
2. 聴覚刺激を中心とし視覚，触覚等を合わせた強力な刺激
3. 刺激の繰返し
4. 患者の反応を引き出し，これによりフィードバック機能を活性化
5. 患者の正しい反応は誉める
6. 誤った反応には矯正よりも刺激の適切さを再考する

返すことにより，その言語課題における効率が増す，すなわち促通効果が得られると考えた．この際，患者の訓練意欲を保ち訓練を続けるよう患者を励ますことも忘れてはならないとしている．

Schuell（1964）はこの刺激―反応を繰返すことにより，阻害されていた言語プロセスが促通されるという仮説に基づき，より具体的で系統だった訓練法を確立した．Schuellは感覚刺激が脳の複雑な活動を賦活させる唯一の方法で，なかでも聴覚刺激は言語過程をコントロールするのにきわめて重要と考えた．それは子供が言語を獲得する時，言葉を聞くことが重要な基盤になっており，また失語症では聴覚理解が必ず障害されるからであった．しかし，聴覚刺激だけというのではなく，他の刺激の使用，特に聴覚刺激との併用はむしろ奨励されている（Jenkins, 1975）．訓練法のポイントは，1）適切な刺激の選択，すなわち語の使用頻度，長さ，速さ，音量などを統制して患者の言語症状に応じた適切な質，量の言語刺激を用いて促通を図ること，2）強力な言語刺激すなわち聴覚刺激を中心とし，視覚，触覚等を合わせて促通を図ること，3）刺激を繰返すことにより促通を図ること，4）患者の反応を引き出す，すなわち反応を引き出すような適切な刺激を使うことと，反応によりフィードバック機能を活性化すること，5）患者の正しい反応は誉めること，6）誤った反応には矯正よりも刺激の適切さを再考することである（表4-1）．

この方法は"失語症では言語能力は損傷されずに脳内にある"という仮定に立っており，新たに言語を教える必要はなく，それを引き出す（促通）ための"適切な刺激"特に聴覚刺激を与え

る．負の強化を避け，徹底的に刺激をコントロールすることでのみ正しい反応を生起させるプログラム学習法（学習でなく行動の修正であるが）と考えることができる．Schuellは喚語困難と言語の聴覚的把持力の低下を失語症の中核症状と考え，訓練の中心を話す，聞くの話し言葉に置いた．話し言葉というより基礎となる言語能力に重点を置いたこの訓練法は言語治療の最も根本的な訓練法の一つであり，臨床家は十分にこれを使いこなしたいものである．

　繰返しになるが，この訓練法のポイントは正しい反応が自然に出るように刺激をコントロールすることである．そしてその際，呼称のような発話も聴覚情報を基に学習したものだと考えるので聴覚刺激が重要となる．たとえば「水」という自発話（喚語）を目標反応としよう．この時（無論患者の失語症状の重症度や性質にもよるが）刺激促通法では反応が最も得られやすい"聴覚刺激―ポインティング"から始める．治療者が単語を言って患者に絵や文字単語のポインティングをしてもらう課題である．患者が自然に単語を復唱しながらポインティングするようになった時点でポインティングは止める．復唱が楽にできるようになってから初めて絵を見て「水」と言ったり，「水道から出るのは？」に答えたりする自発話（喚語）の課題を行う．つまり，聴覚理解できない語の自発話の訓練は基本的に行わない．

b．遮断除去法（Deblocking Technique）

　Weigl（1961，1981）によって提唱された方法で，より良好な言語様式を前刺激として用い，目標とする言語様式の機能遮断を解こうとする訓練方法である．この方法は失語症状が機能の消失でないと考えている点，また，刺激することで機能の促通が得られると考えている点で刺激促通法と一致しており，基本的に同じアプローチと考えられる．しかし，遮断除去法では刺激は目標反応の直前に与えるのではなく"前刺激"として課題前に与える．さらに，その刺激は聴覚刺激とは限らず，"より良好に保たれている"言語様式である点が異なっている．もっとも失語症で

```
目標：「水，電話，薬，風呂，トイレ」の自発話
＜ベースライン＞
  各語の絵の呼称の正答率    45%
  各語の復唱              85%
  各語の聴覚理解          100%
＜行動修正＞
  前刺激：   訓練語に3語加えて8語の絵で言われた語を取り，その後に復唱（遅延）
  刺激：    訓練語の絵を呈示
  反応（呼称）： 正答              無反応と誤反応
  教化：   「良いですよ」         語頭音ヒント，正答を与え復唱

  刺激：    「のどが乾いたら飲むのは…？」などの質問（口頭）
  反応：    正答              無反応と誤反応
  強化：   「そうですね」         語頭音ヒント・正答を与え復唱
＜般　化＞
  訓練室での会話や日常生活で喚語できているかを確認
```

図 4-3
ディブロッキング＋刺激促通法の例

は一般に聴覚理解は発話よりも良好に保たれていることが多く，聴覚刺激が前刺激となることが多く，刺激促通法と似てくることが多い（図4-3）．しかし，ときに聴覚理解よりも読みが良好な症例などもあり，前刺激として音読をすることもある．

遮断除去法には直接遮断除去法と間接遮断除去法がある．たとえば呼称訓練の場合，直接遮断除去法では治療者が目標語たとえば"ボール"を含めて数語をまず言う（これが前刺激で患者は聴覚理解が良好でなくてはならない）．続いて"ボールの絵"を提示して，呼称してもらう．すると，呼称の正答率が増す．他方，間接遮断除去法では"ボール"のような目標語そのものでなく，"バット"など，これに関係した語を言い（前刺激），つぎに目標語を呼称してもらう．

2．機能再編成法

Luria（1970）により提唱された訓練法で，障害された機能の代償として残存機能を活用する訓練法である．最も効果的に機能していた経路が障害されても，訓練によりそれまで抑制された

り，未開発であった経路が新たに開発され，編成されて機能するようになると考える．

　機能再編成法は，失語症では言語能力自体が部分的であれ消失すると考える点で，言語能力はあるがそのアクセスが困難と考える刺激促通法と異なる．機能再編成法も言語聴覚士がそれとは意識せずに使っている方法の一つである．たとえば，ブローカ失語などでは系列語としての曜日や数などいわゆる自動的発話は保たれているが，「今日は何曜日ですか？」や「今日は何日ですか？」の質問に答える場合のような意図的発話が難しいことが多い．このような場合，よく言語聴覚士が用いる方法として「今日は何曜日ですか？」の質問に対して「月，火，水，木，木曜日」と言いやすい系列語を使って発話を促進するなど，自動的発話を利用して意図的発話機能を回復しようとすることがある．このように，より良好に保たれている機能を使って障害されている機能を再編成することが機能再編成法の最大の特徴である．喚語困難などで，"お風呂"を思い出すのに"ほんわか，暖かお風呂"と覚えて思い出す方法や，後述するキーワード法による仮名文字訓練なども，病前の方法では語や文字が思い出せないので，新しい方法で思い出そうとするもので機能再編成法の一種と考えられる．

　しかし，機能再編成法では良好な機能の"新たな利用法"の学習が必須なので，適用にはなんらかの"良好な機能"と学習が可能な知的，精神的能力も備わっていないと難しい．また，代償を使って再編された機能は，残念ながら大抵，従来の機能に比べ時間がかかったり，範囲が制限されていることが多いので，障害が軽く，従来の機能自体の回復が望める場合はこれを優先させる方が望ましい．

3. 認知神経心理学的アプローチ

　モジュール（箱）すなわち，それぞれ独立した言語機能単位がプロセス（矢印）で結ばれた言語処理モデル（モジュール仮説）を想定し，そのモジュールやプロセスの障害が失語症状を生み出していると考える立場である．その失語症治療へのアプローチと

して最も知られているのは，その評価法として PALPA を確立した Lesser らのグループである．その最大の特徴は徹底した評価にあり，どのモジュールやプロセスが保たれているのか，あるいは障害されているのかを特定した後は，その特徴に応じて上述の訓練法からより効果的と推定されるものを選んで訓練する．

G．各種訓練法

つぎに具体的な訓練方法をいくつか紹介する．訓練法は他にもたくさんあるが，ここでは失語症治療の基礎として，実際の臨床で最もよく使われている代表的なものを，単語レベル，文レベルにそれぞれ概観する．また，すでに確立されている訓練法から分野毎に一つずつ紹介するので，具体的にどんなものかを理解する助けにして頂きたい．

1．単語レベルの訓練

a．聴覚理解の訓練

絵カードを何枚か並べ，言語聴覚士が言った言葉に対応する絵をポインティングする訓練方法が最も一般的である．これは評価のところ（第3章）でも述べたように，音韻弁別や音韻識別，意味へのアクセス，意味野など，何処に障害があっても利用できる方法である．

その目的によって刺激要因を変更する．音韻弁別や音韻識別の訓練であれば，刺激語の音韻条件をコントロールする（例："たい（鯛）""だい（台）"など /t/ と /d/ のみ違う方が "たい（鯛）" "さんま（秋刀魚）" よりも難しい）．他方，意味野の訓練では刺激語の意味の条件をコントロールする．上の例で今度は同じ意味カテゴリーに属する "たい" と "さんま" の方が "鯛" "台" の刺激語よりも困難な刺激語となる．一般に音韻の類似度，音節数の類似度，意味的類似度が高いと難しくなる．また，低頻度語は高頻度語よりも，抽象語は具象語よりも困難となる．

課題の難易度をコントロールする他の要因は選択肢の数である．2枚の絵カードではいい加減にポインティングしても 50％ の正答

表 4-2 聴覚理解訓練（単語）のコントロール要因

刺激： 音韻の種類，音節数，意味の類似性
頻度，意味カテゴリー，抽象性，文脈
発話速度，声量，刺激の繰り返し，読唇ヒントの有無
文字カード（漢字，仮名）の呈示（同時，遅延）など

反応： ポインティング（実物，絵，文字），発話，書字
選択肢数など

率になるが，10枚の絵カードではそうはならない．徐々に机上の絵カードではなく部屋の中にあるもの全体からポインティングするなど，選択肢を増して日常場面に近づける．さらに言語聴覚士の発話速度，声の大きさ，刺激の繰り返しの有無も影響する．音韻弁別や識別の訓練では口を見せるか見せないかもコントロール要因となる．同様に音韻弁別や識別が困難な場合で読みが良好な場合は聴覚に加え漢字や仮名単語などを呈示すればヒントになるので，このヒントの有無，呈示のタイミング（同時にか，あるいは一度誤った時点でか）などがコントロール要因となる（表4-2）．

b．呼称（喚語）訓練

　絵カードを見せて，その名前を言ってもらい，言えない場合は語頭音や意味ヒントを与え，それでも言えない場合や誤った語を言った場合は言語聴覚士が答えを言い，それを復唱してもらう訓練法が一般的である．この訓練のポイントは喚語プロセスの活性化にある．復唱や外部からのヒント後の正答は，本来の喚語プロセスの部分的活性化としてこれも利用する．呼称訓練では呼称課題に先んじて聴覚理解課題や復唱課題を行い，音韻刺激を前刺激として与えておく遮断除去法や語呂合せなど自発的ヒントを用いる機能再編成法など，患者の症状に合わせてさまざまに工夫する．

c．読みの訓練

　文字単語（漢字，仮名文字）を呈示し，絵を指すのが一般的な方法である．仮名—音韻変換を利用する仮名単語では，音韻の類似性に加え文字形態の類似性が要因になる以外は聴覚理解の訓練に準ずる．漢字単語の場合は音韻の類似性に代えて文字

形態の類似性が要因となると考えられる．また，読みでは読解の他に音読課題が訓練対象となる．

d．書字の訓練

　絵を見て書字を行う書称，言われた語を書く書き取り課題，書字運動要素を省いた訓練としては仮名文字の合成課題，漢字の偏と旁の合成課題などがある．なお，仮名文字の書き取りや合成課題は，語想起部分の負担はなくなるが言われた音や語を識別する能力が必要となるので，聴覚理解力が十分な患者で行う．

　言語機能は一般にマルチモーダル（複数様式）に刺激した方が活性化しやすいと考えられており，同じ語をさまざまな様式で刺激する方法がとられる．たとえば"水"であれば，水と聞いて対応する絵を指す，文字を指す，文字を書く，復唱する；水の絵を見て「水」と言う，漢字で書く，仮名で書く；"水"という字を見て絵を指す，音読する，仮名をふる；"みず"という字を見て絵を指す，音読する，漢字にする等の課題がある．どの方法を選択するかは患者の症状により決定する．

　また，上記のような基本的訓練の後は，質問に答えるなど聴覚理解と発話を組合せた，実際のコミュニケーションにより近い形の訓練へ発展させ，般化を促す．その際，発話の訓練であれば「何が飲みたいですか，水？お茶？」など喚語の負担が少ないものから，「水道から出るのは冷たい…？」など，文脈ヒントがあるもの，そして「何にしますか？」に答える等，喚語の負担を増すような課題の設定にする．ここで注意を要するのは，聴覚理解課題の観点からすると，これらの質問の難易度は喚語の難易度とは必ずしも一致しないので，聴覚理解障害がごく軽度でなければこのような課題の設定は困難になる．

2．文レベルの訓練

a．構文訓練

　文は単語が集まっただけのものではない．限られた単語でさまざまな意味を伝えるために文法構造がとり入れられた．"お母さ

表 4-3　構文訓練に入る前提条件

1. 基本的な意思伝達手段が確立していること
2. 理解訓練では名詞が約 80% 理解できること
3. 産生（表出）訓練では名詞の発話が約 30 語以上でき，その復唱が可能なこと

（藤田ら，1996）

んが子供を押す"と"お母さんを子供が押す"では同じ単語の集まりでも反対の意味を伝えている．家庭内の限られたコミュニケーションであれば単語レベルでどうにかやっていけるであろうが，施設や職場などより複雑な情報を効率良く正確に交換する必要がある状況では構文能力が重要となる．構文を理解するためには，それぞれの単語の意味理解だけでなく，複数の単語を把持する能力も必要となってくる．また，構文の発話のためには，やはりそれぞれの単語の想起がある程度可能であり，複数の単語の復唱は可能であることが要求される．藤田ら（1996）は構文訓練に入る前提条件として，1）基本的な意思伝達手段が確立していること，2）理解訓練では名詞が約 80% 理解できること，3）産生（表出）訓練では名詞の発話が約 30 語以上でき，その復唱が可能なことを挙げている（表 4-3）．このレベルに患者の言語能力が達したら速やかに構文訓練を導入するのが望ましい．

　構文の理解（聴覚理解や読解）はまず，その構造を分析することから始まる．たとえば"おかあさんをこどもがおす"という音を聞いて，どれがまとまりなのかがわからなければならない．"おかあさん""がこども""をおす"ではなく，名詞は直後の助詞とセットにして"お母さんが""子供を""押す"と分けられなければならない．つぎに，日本語では最後に来る語が大抵は述語であり主語や目的語はそれより前に来ること，1 つの文（最少単位の文，節）には述語は一つであることなどを知っていなければならない．このように，文の意味ではなく文構造（統語構造）を分析する能力を評価する方法として"がお母さん押す子供"など誤った文と正しい文を聴き，正誤を判定する文法判断検査が用いられる．しかし，一般に失語症患者は文法判断能力が保たれているこ

図 4-4
構文理解の例

```
刺激文：        お母さんが子供を押す

文構造の確定：  お母さんが    子供を      押す
                主語          目的語      述語

述語"押す"の取りうる格の想起
  誰が：    押す行為を起こす人やもの（動作主）
  何を：    押す行為の対象となる人やもの（対象）
  何で：    押す行為をする時の道具（道具）
  何処で：  押す行為をする場所（場所）等

格の文構造へのマッピング：
            お母さんが    子供を      押す
            動作主        対象
```

とが多い（Linebarger, 1983；Schwartz, 1987）.

つぎに，分析された構成要素を意味と結びつける作業，いわゆるマッピング（mapping）を行う．この作業には，その特定の述語がどんな意味役割構造（項構造）を取り得るかという知識と，その意味役割と分析された名詞句（名詞＋助詞）を対応（マッピング）させることが必要となる．たとえば"押す"という述語は"押す行為を起こす人やもの（動作主）"，"押す行為の対象となる人やもの（対象）"，"押す行為をする時の道具（道具）"，"押す行為をする場所（場所）"等を取り得ることと，その中で必ず必要なもの，なくてもよいものなどの優先順序などを思い出し，つぎに分析の結果得た文構造の要素で"お母さんが"が動作主，"子供を"が対象とマッピングして始めて意味に至る（図4-4）．これらの能力の評価法として，動詞の理解検査，動詞が選択する意味役割の同定，失語症構文検査（第3章参照）がある．

構文の産出（発話や書字）ではちょうど理解と反対のプロセスが行われる．意味に対応する語彙の選択，述語と意味役割に関する情報の想起と語彙へのマッピング，統語構造に基づいて格助詞や助動詞（文法形態素）の付与が行われる．これらの評価法として，動詞の想起検査，失語症構文検査がある．

失語症では前述のとおり，マッピング過程が最も障害され，これが構文訓練の中核となる．また，失語症では構文の理解と産出

の両方が障害されることが多い．これに対処する訓練法として藤田（1996）が開発した総合的なアプローチが有効であることが実証されている．この訓練法の優れたところは，検査（失語症構文検査）と連動している点で，検査で得られた患者の構文能力レベルに応じて訓練を行う．

　藤田（1989）は，助詞を解読して意味に到達する助詞ストラテジー，最初の名詞を動作主に決めて解釈する語順ストラテジー，単語の意味のみを手がかりとして解釈する意味ストラテジーのうち，失語症では助詞ストラテジーが最も障害されやすく，意味ストラテジーに頼るものが最も多いこと，さらに失語症が回復する際には，意味ストラテジー，語順ストラテジー，助詞ストラテジーの順に回復していくことを見出し，この階層性に基づいて訓練プログラムを作成している．失語症構文検査で患者がどのストラテジーレベルにあるかがわかると，そのレベルからの訓練が始まる．

b．構文訓練の実際

　基本的には刺激法を用いる．すなわち，聴覚刺激を重視し，発話訓練にも聴覚刺激を用いる．まず，ターゲットを含む選択肢の絵を準備し，文を聞かせ，該当する絵を選択してもらう．反応の正誤を告げて強化する（聴理解）．また，選択の前か後に復唱を行い，把持力の強化と遅延模倣を通して発話に繋げるようにする．その後，1枚ずつ絵を呈示し発話してもらう（発話）．音韻分析，把持が困難な場合は文カードも呈示する．その後，徐々に文カードは減らす．また，発話が上記の方法だけではうまくいかない場合は，文字単語チップによる文合成を行い，これを音読するステップを加える．これも徐々に減らしてゆく．最終目標はあくまで口頭言語での理解と産生となる．各反応は正誤で評価し，75〜80％の正答率が2回続けば，次のステップに移る（図4-5）．

　難易度の変数は名詞の可逆性，文頭の動作主性，補文の有無，意味役割の数などの文構造と，識別しなければならない名詞や動詞等の数である．

```
聴覚理解
  刺激：   文を聞かせる（音韻分析，把持が困難な場合は文字カードも呈示）
          ターゲットを含む選択肢の絵
  反応（該当する絵をポインティング）：
          正答                      無反応・誤答
  強化：  「そうです」復唱           正しい絵を教える，復唱
発　話
  刺激：   絵の呈示
  反応：
          正答                      無反応・誤答
                                        ↓
                       文字単語チップによる文合成，音読するステップ
                                        ↓
  強化：  「そうです」                正しい文合成，音読，復唱
  ＊75〜80％の正答率が2回続けば次のステップへ
```

図 4-5
構文の訓練

　名詞の可逆性とは，たとえば"電柱をお父さんが押す"という文では助詞の理解ができなくても"電柱がお父さんを押す"確率は低いので間違い難い．一方"お父さんを女の子が押す"では"お父さんが女の子を押す"こともありうるので，どちらなのかを識別しなければならない．前者のタイプの文を非可逆文，後者のタイプの文を可逆文といい，上記の理由で可逆文の方が非可逆文より難易度が高い．

　文頭の動作主性とは，日本語では"お父さんが女の子を押す"のように文頭の名詞が動作主である場合が多いので（基本語順），助詞の理解ができなくても最初に来る名詞が動作主と解釈するストラテジーを使えば正しい意味解釈ができる．他方，"お父さんを女の子が押す"のように文頭の名詞が動作主でない文（変換語順）の場合はこのストラテジーが使えないので，難易度が高い．

　さらに"子供が母からケーキを取る"に比べ"子供が母にケーキをとられる"は"子供が（お母さんが子供からケーキを取る）される"というふうに補文を取り，より複雑な構造をもつと考えられている．補文がある方が複雑な分だけ難易度が高い．

　意味役割の数に関しては"お母さんが歩く"では意味役割の数は"お母さん"が1つ，これに対し"お母さんが鋏で紙を切る"

は"お母さん""鋏""紙"の3つとなり，マッピングの負担が増えるので，数が多いほど難易度は増す．

　これら文構造の難易度に加え，識別しなければならない名詞や動詞等の数のコントロールが刺激文の難易度の変数となる．これは，構文課題に限らず刺激のコントロールすべてに当てはまることである．たとえば同じ刺激文"お母さんが男の子を押す"でも，選択肢が"お母さんがドアを押す""お母さんが女の子を押す""お母さんが男の子を押す""お母さんが机を押す"の4つである場合は"男の子"の部分だけを識別できればよいので，刺激文自体は可逆文であるが，課題としては意味ストラテジーでも正答可能なものになってしまう．選択肢の中に"男の子がお母さんを押す"が入っていて初めて可逆文の課題となり，難易度が増す．また，"お母さんが鋏で紙を切る"という同じ刺激文でも，選択肢が"お母さん"と"お父さん"の識別だけの条件なら二者択一，これに"鋏"と"魚"が加わると2×2×2の八者択一という具合に難易度を調整することができる．選択肢が多くなると，刺激文の精密な識別が要求されるだけでなく，数多くの選択肢（絵）の中から刺激文に合ったものを探す能力や，その間刺激文を忘れずにいる能力も必要になる．逆に"お母さんが男の子を押す"と言う代わりに"お母さんが押す""お母さんを押す"と短くして他の要因の負担を少なくし，難易度の高い文の導入を図ることもできる．

　このように刺激文と選択肢の数をコントロールすることにより課題の難易度を調整する．原則は当然のことながら簡単なものから難しいものへであるが，不必要なステップは省きたいので，個々の患者の状態を細かくチェックしながら調整することが大切である．

　さらに，藤田（1996）はマッピングの側面を強調したステップを加え，理解：刺激文を聞かせ，復唱した後，「誰が〜してますか」と聞き，主語の意味役割を荷う名詞を選ばせ，絵を選択してもらう，産出：絵を見せ，使う動詞を与え，その後「〜している人を指して下さい」と主語の意味役割を荷う名詞を選んでか

ら，文を発話してもらう方法も紹介している．意味役割を取り出し強調して，効果的に情報を処理できるよう注意を配分することで構文処理の精度を上げているものと推測される．

H. 仮名文字訓練法

　キーワード法は仮名一文字の訓練法で，日本で開発されたものである．仮名文字と漢字の大きな違いは仮名文字は意味と対応しているのではなく，モーラつまり音韻と対応している点である．通常，仮名文字は音韻（モーラ）システムを基礎として学習される．音韻システムは聴覚理解や発話を支えるものであり，失語症ではたいてい障害される．したがって，失語症で仮名文字の障害があり音韻システムが重篤に障害されている場合は，音韻システムを基に仮名文字を再学習することが困難となる．そこで，別の機能を使って仮名文字を習得する方法が開発された．すなわち，これらは機能再編成法の一種である（機能再編成法参照）．

　とはいうものの，音韻（モーラ）システムをまったく使わないわけではない．仮名文字を使って何かを書けるようになるためには，1) 書こうとする語がいくつのモーラからできているか，そして，2) それぞれのモーラはどんな音節かがわからなければならない．その上で，3) それぞれの音節に対応する文字を想起するのであるが，キーワード法はこの音節から文字の想起をする際のストラテジーであるので，先の2つのステップはやはり再学習しなければならない．したがって，訓練前の検査では，これら3つの側面を見なければならない．書こうとする語がいくつのモーラから成っているのかを評価するのがモーラ分解検査（図3-5参照）である．これは，与えられた単語のモーラ数だけ碁石を置くとか丸を書くとか指で数えるとかの方法がある．つぎにそれぞれのモーラと音との対応であるが，これは単語がどんな音節から成るかを識別する能力を見る検査であり，音韻抽出検査と呼ばれている．これには一般に"か"がありますか検査と"か"が何処にありますか検査が使われている（図3-6参照）．

　物井ら（1997）によれば，失語症患者は促音や拗音など以外

ではモーラ分解能力は良好に保たれることが多い．一方，音韻抽出能力は音韻システムの中核を成す機能であり，失語症では障害されることが多いので，障害があれば訓練の必要がある．訓練には与えられた単語を指折りしながら（あるいは碁石や丸を指しながら）復唱し，ターゲットの音が何処にあるかを答えるものや（音韻抽出訓練），単語を仮名文字チップで合成する課題（音韻合成訓練）などがある．前者の課題では復唱能力が，また後者の課題では仮名一文字の音読（どちらも発語失行の影響は含めない）がある程度できることが前提条件となる．

さて，いよいよキーワード法についてであるが，これには3種類ある．キーワード法は音節から直接仮名文字を想起できない場合に，その音節が語頭に来る特定の単語（キーワード）を媒介として仮名文字を想起する方法である．最もよく使われるのはキーワードに仮名単語を使うもので（物井ら，1976），たとえば"あ"の想起を例にとると，まず，キーワード/ashi/"あし"を全体として（丸ごと暗記する形で）書けるように練習する．つぎに"あ"を書く時に/a/の音からキーワード/ashi/を想起し，それに伴い仮名文字単語"あし"を想起する．そして，その語頭だけを取って"あ"を想起する．第二の方法はキーワードに漢字を使う方法である（柏木ら，1978）．/a/から/ashi/"足"を想起し，"足"から"あ"を想起する．これは失語症患者では簡単な漢字であれば仮名文字よりも書ける場合があることを利用したものである．/a/から/ashi/"足"を，ついで"足"から"あ"を想起する部分を訓練する必要があり，最初のものよりもステップが多い．したがって，漢字の書字が仮名よりも明らかに良好であるような場合に適するものと考えられる（図4-6）．最後の方法は第二の方法とほぼ同じで，キーワードを想起するのに2つの単語を用いて，より想起しやすくしようとするものである（鈴木，1990）．

なぜ，/a/という音と"あ"とを直接結びつけず，上記のような面倒な方法をとるのであろうか？一つには先に述べたように失語症では音韻システムが障害されやすく，逆に意味システムは比較的保たれる傾向があるためで，/a/を"あし（足）"という意味を

> **仮名単語キーワード**（物井ら，1976）
> **目標仮名文字**：「あ」
> **キーワード**：/ashi/「あし」
> **訓練**：「あし」を書けるよう練習
>   「あ」/a/ → キーワード/ashi/の想起 →「あし」の想起 →「あ」を書く
>
> **漢字キーワード**（柏木ら，1978）
> **キーワード**：/ashi/「足」
> **訓練**：「足」を書けるよう練習
>   「足」から「あ」を想起し書けるよう練習
>   「あ」/a/ → キーワード/ashi/の想起 →「足」の想起 →「あ」を書く

図 4-6
仮名文字訓練法

媒介とすることで定着させようとするものと考えられる．興味深いことに，これは子供が仮名文字を覚える時に自然に行う方法でもある．"あ"を"あしのあ"と言いながら覚える子供は少なくない．子供では音韻システムがまだ未熟なので意味システムを利用するのであろうか．その意味では，仮名単語をキーワードとする方法は前に一度経験したことのある自然な方法といえよう．

仮名文字の訓練を行う際に誰にでも仮名文字訓練法を使うのは問題である．キーワードを用いなくても，通常の練習で仮名文字が書けるようになる患者も多く，また，一方では音韻抽出や分解，キーワードの学習が困難な重度の患者もいる．いつでも，"何故，その方法がこの患者に適しているのか"を自問しなければならない．

I. 言語運用の訓練

PACE（Promoting Aphasics' Communicative Effectiveness）

Davis と Wilcox（1981）により開発された対話を重視した失語症訓練プログラムで，新情報の交換，話者の交代による機能的コミュニケーション，コミュニケーション手段の自由な選択，自然なフィードバックを重視している．以下にその例をステップ毎に示す．

1. 物品，動作，物語が描かれた刺激カードをたくさん用意し，机の上に裏返しにして積んでおく

2. 患者と治療者が交代にそこからカードを取り，刺激情報を伝達する
3. どんな表現手段(語，ジェスチャー，絵，書字，指示，あるいはこれらの組み合わせ)を用いてもよいことを強調する
4. 新情報の交換のための新しい刺激カードを加える
5. 自然な反応をする（例：何て言ったんですか？～という意味？よくわからないんですが…）
6. 正しい語を示すと同時に，患者のメッセージを受け取ったことを知らせる（例：わかりました，本ですね，そうでしょう？）
7. 多様性と適応性を持たせる
8. 患者とメッセージの送り手，受け手の役割を交代する．

言語運用の訓練を意図的に行うことは，限られた場所と時間の訓練室では結構難しい．ほかには，家族とのやり取りをビデオにとって改善点を話し合ったり，グループ訓練を利用する方法も使われる．

J. 拡大・代替コミュニケーション（AAC）

最後に拡大・代替コミュニケーション（AAC）の例としてジェスチャー再編成を紹介する．AACは一般に言語の表出症状が重篤である場合に，言語に代わるものを使って補おうとする方法であるが，これを永続的に使うのではなく，言語表出が改善するまでの一時的な手段として，さらに言語表出の改善を早めるプロンプトとして使う積極的な方法も出てきている．ジェスチャー再編成法もそのような積極的な方法の一つで，言語表出をまずジェスチャーと組み合わせて教え，徐々にジェスチャーを減らす方法で，Rosenbekら（1989）によって提唱されたものである．以下にそのステップを簡単に述べる．

1. 訓練語や句の選定
2. 目標となる語や句と同じ意味をもつジェスチャーの選定
   ・ジェスチャーはアメリカインディアン手話（AMERIND）などを使用

- 目標語に合うジェスチャーを作ってもよい
- 患者にジェスチャーと訓練方法を説明する
3. 患者にジェスチャーを教える
   - 患者に自分と同じジェスチャーをするように言う
   - 実際の場面で自然にジェスチャーが使えるよう教える
4. 訓練したジェスチャーと発話（言語表出）を組み合わせる
   - ジェスチャーと言語表出のモデルを示す
   - どちらか1つのモデルを示し，もう一方をしてもらう（言ってもらう）
   - ジェスチャーと言語表出の2つを組み合わせる
5. ジェスチャーを徐々に減らして言語表現を起こさせ，強化する

　ほかにAACとして最も一般的に使われているのは，コミュニケーション・ボードやコミュニケーション・ノートである．患者が毎日必要な単語や表現を絵や漢字など，患者も周囲の人もわかる形にして集めたボードやノートである．AACは今までのコミュニケーション手段と違うので，その使い方に習熟するのには結構時間がかかり，また，そのための基本的な能力も必要になる．AACを採用する場合はこれらの点も十分に考慮する必要がある．

K．グループ訓練

　以上の訓練は原則として個人訓練で行うものであった．しかし先述のように，言語運用の訓練では言語聴覚士以外の第三者とのコミュニケーション場面が必要である．

　グループ訓練はこのような時に適している．言語だけでなく，ジェスチャーや表情，視線の使い方などコミュニケーション能力全体にわたる評価・訓練場面を提供してくれる．レストランの場面などを設定してロール・プレイングのように役を決めて練習するものから，一つのテーマについて自由に話したり，ゲームをしたりと，さまざまな設定が可能である．

　しかし，これはあくまで訓練であり，全体としては一つの訓練

に見えても個々の患者にそれぞれの治療計画，目標がなくてはならない．それに応じて，どの患者にどの部分をどの程度補助をしながら参加してもらうかを前もってある程度計画しておかなければならない．また，グループ訓練に特有の要素として，これは患者にとっては数少ない貴重な自己表現の実際の場面（訓練という仮のものというよりも）であり，その場での失敗は患者の自信を失わせる原因となることも多い．これは言語聴覚士が個々の患者への適切な治療計画をもっていればほとんどが避けられるものであるが，個々の患者の性格や心理状態を的確に把握しておくことも必要である．症状が重ければ重いほど，訓練は必ず成功で終わるようにするのが基本である．

　グループ訓練の副産物も重要である．失語症という苦しい重荷を背負った仲間との最初の出会いの場所となる．頑張る仲間を見て勇気付けられることもあるが，自分よりも発症して日が浅いのに症状が軽い仲間に会って落ちこむこともある．しかし，同じ悩みを持ち，それをぶつけ合える場はやはり長い闘病生活において大きな支えとなることが多い．

発語失行

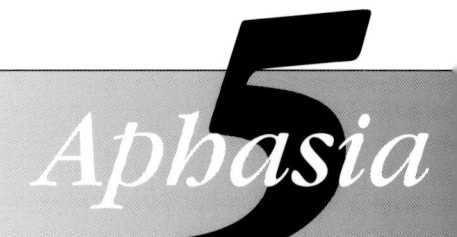

Aphasia 5

　発語失行（apraxia of speech）は，言語の障害と構音の障害の狭間にある言葉の障害であるため，その評価と訓練法は失語症のそれとは異なる点が多く，本章に独立してとり上げる．

　先の章でも述べたとおり，発語失行は失語症においては喚語困難につぎ，そしてWernicke失語の聴覚理解障害と肩を並べるほど重要な症状であり，Broca失語の中核症状の一つと言って過言ではない．発語失行は以下で述べるように，現在でもさまざまな名前で呼ばれているが，その代表が"aphemie（アフェミー，アフェミア）"と"anarthriea（アナルトリー，アナースリー）"であろう．この章では，まず，aphemieとanarthrieが失語症の歴史の中でどのような主張をもって出現したかを見ることで発語失行の誕生の経緯を振り返ってみよう．

A．Brocaと"aphemie（構音不能）"

　"話すことの障害"は失語症の歴史を開いた記念すべきものである．1861年に，フランス人の医師Brocaがあの有名な症例Leborgneと症例Lelongから"話すことの中枢が左第三前頭回下部にある"と推定し，この部位の損傷で生ずる"話すことの障害"を"aphemie（構音不能）"と呼んだ（萬年，1982）．この症状はBrocaによれば"構音言語や書かれた言語を完全に了解し"また，"学識があり，手を自由に使える人々では彼らの考えをはっきりと書くことができる"にもかかわらず，"求める音節に相当する系統だった整然たる一連の（構音）運動を行うこと"だけが障害されているというものである．

　Brocaはこれについて"発音技術の記憶障害（知的障害）"か"運動失調症"によるものかという2つの仮説を挙げて論じている．その際Brocaはその症状を"彼らは一定の結果を得るように

筋肉の収縮を調整することを知らず，運動の方向もさることながら，発揮すべき力の量とそして対象を捕らえるための一つ一つの部分運動の順序を間違えてしまう"と記述しているが，これはまさに，われわれが純粋発語失行で見る臨床像と一致するだけでなく，その精密な構音運動障害の観察は現在でも十分通用するものであることに驚かされる．もっともその後の研究で，Brocaの2症例は全失語か重度のBroca失語であったと推測されており，左第三前頭回下部の損傷だけではBroca失語も出現しないことがわかってきて，左第三前頭回下部の構音言語の中枢としての意義は一筋縄ではいかない現状ではあるが，"aphemie（構音不能）"の概念は発語失行を考える上で大きな礎となった．

B．Marieと"anarthrie（重度の構音障害）"

Dejerineとの論争で，Marie（1906）は真の失語はWernicke失語のみであり，Broca失語はWernicke失語に構音障害（anarthrie）が合併したものにすぎないとして，失語（内言語障害）によるのではない"話すことの障害"の存在を明確に導入した．しかし，失語症の本質に興味の中心があったMarieは，この構音障害を"何らかの運動性の障害"とだけ述べ，その性質の詳しい記述には至らなかった．"これを構音障害とするかどうか"や"真の失語はWernicke失語のみ"というのはともかくとして，この考え方は，独立しても出現するが頻繁にBroca失語に合併すると見る現在の発語失行の立場にきわめて近い．

C．発語失行とDarley

行為の高次脳機能障害として代表的なものに失行がある．失行とはLiepmannによれば"手を振ってさよならをする"など日常ではできる行為が，これをするように言われると，その命令を理解できないからでなく，また麻痺や失調などの運動障害のためでなく，単に正しく行えない障害である．Darleyは失行のこの随意性と自動性の乖離に注目し，Broca失語の患者の発話で，意図して発音しようとすると目標音とは別の音になってしまうのに，自動的な発

話（例：1から10まで数える）などではきれいに目標音が発音できる様子から，Broca失語に見られる発話の障害を"発語失行"と呼んだ．すなわち，自動的発話では正しく発音できるので発音に要する運動機能は保たれており，また，間違って発音すると直そうとすることから目標音は想起されていると考えられ，ここに失行との共通性である随意性と自動性の乖離を見たのである．

　もっとも，この"話すことの障害"を失行の枠で考えようとしたのはDarleyが初めてではない．Nathanは"apraxic dysarthria（失行性構音障害）"，Critchleyは"articulatory dyspraxia（構音失行）"と呼び，麻痺性構音障害などの運動性構音障害と異なり一貫性がない点を強調してその失行性を説いている．しかし，言語聴覚士であるDarleyは"発語失行"の概念を言語産出モデルを用いて説明しており，また症状の記述も詳細でわれわれにとって最も具体的でわかりやすいと思われる．したがって，ここでも言語治療学分野で広く定着している"発語失行"を用語として採用する．医学界では"発語失行"が必ずしも定着しているわけではなく，"aphemie（アフェミー，アフェミア）"，"anarthrie（アナルトリー，アナースリー）"，"純粋語唖""純粋運動失語""皮質性構音障害""構音失行"などさまざまな呼び方がされている．どれを聞いても驚かないようにはしておきたい．

　さてDarleyによれば，発語失行とは"大脳の損傷の結果，音韻の意図的実現における発声発語器官の位置や筋運動の順序のプログラム障害の結果生ずる構音の障害"で，"これを補おうとするため二次的にプロソディ障害が伴う"が，これらの症状は"自動的発話では見られない"という．"プログラム"という表現が言語産出モデルを基にしていることを示しており，それゆえ，後に述べるように，どのような訓練が適切であるかというところまで指し示すことになる．

D．鑑別診断

　発語失行が失語症や構音障害ときわめて近いところにあることは，この症状がときに"純粋運動失語"や"皮質性構音障害"

と呼ばれることからもわかる．そのため，純粋型発語失行症と診断するには，同じ大脳病変で生じる失語症や仮性球麻痺でないことを示す必要がある．

失語症との鑑別には標準化された失語症検査であるウエスタン失語症検査（WAB）や標準失語症検査（SLTA）などが用いられる．純粋型の発語失行では，自発話，復唱，音読など話す側面が一様に障害される一方，聴理解，読解，書字が良好で，明らかな乖離を示す．

失語症では一般に書字が最も障害される傾向があるので，"書けるのに話せない"場合などは純粋型発語失行の可能性がきわめて高い．純粋型の発語失行では，書字は検査する時期によりまったく障害を認めないこともあるが，初期には軽度の書字障害が見られることが多い．始めから文レベルの書字が可能で，誤りの多くは濁音や促音，"は""を""へ"など助詞の表記などに限られる．発話も初期から単語でなく助詞を含んだ文レベルで話そうとする点が特徴的である．

他方，仮性球麻痺などの運動障害による構音障害との鑑別には，構音器官検査が用いられる．発語失行は軽度の右口腔顔面麻痺を伴うことがほとんどである．構音器官検査を通し，この麻痺が構音障害の原因となるほどのものではないことが確かめられなければならない．同じ大脳病変で生じる仮性球麻痺による構音障害（痙性麻痺性構音障害）では，麻痺のため舌の挙上が困難であったり，軟口蓋の挙上が不能であったりする．そして，これに平行する形で構音時にも舌音の挙上障害に由来する音の誤りや，鼻咽腔閉鎖不全の結果として"開鼻声"や鼻音化による音の誤りが見られることになる．このように仮性球麻痺による構音障害には非構音運動の能力と構音能力の間に"一貫性"が見られる．

発語失行はこの一貫性が見られない点で構音障害と異なる．すなわち発語失行では，患者は構音器官検査で舌の十分な運動能力があると判断されるにもかかわらず舌音を誤る．しかし，その音をいつも誤るわけではなく，ときに正しく発音できることもある（前述のとおり"正しく発音することがある"ということは，

表 5-1　発語失行の鑑別診断

	失語症	発語失行（純粋）	仮性球麻痺
病　巣	左一側病変が主	左一側病変が主	両側病変が主（両側錐体路）
発声発語器官検査	構音に影響する麻痺なし	構音に影響する麻痺なし	構音に影響する麻痺あり
失語症検査	話す，聞く，読む，書くすべてにわたる障害	会話，呼称，復唱，音読など発話のみで障害	同左
発話の特徴	喚語困難　語性錯語，音韻性錯語	音節化構音を主とするプロソディ障害　一貫性のない音の歪み，置換，付加，省略	一貫性のある音の歪み

そのための十分な運動能力はあると考えられる）．また，音を誤まる場合，/b/がある時は [g] に，またある時は [n] になってしまうというように，どのように誤るかが一定しておらず，二重の意味で一貫性がない．

　初心者にとっては発語失行と構音障害の違いがなかなかわかり難いところであろうが，後でも述べるように，/b/を [d] と間違えるような構音器官間の誤りは構音障害では起こらないので，鑑別の手がかりとして有効であろう．もっとも当然のことながら，失語症ではこの種の誤りは生じるので注意を要する．また，/papapa..../tatata..../kakaka..../など単音節の繰返しや/patakapataka..../などそれらの音を組合せた多音節の繰返しをできるだけ速く言うディアドコキネシスも，発語失行と運動性の構音障害の違いを際立たせてくれる手軽な検査の一つである．発語失行では，単音節の繰返しは比較的速くスムーズに行えるのに，多音節になると急に発話速度が低下したり，音の誤りが頻発したりするが，仮性球麻痺による構音障害では一般にこのような単音節と多音節の差は見られないからである（表 5-1）．

E. 発語失行の特徴

　　Darley らが最初に記載した発語失行の特徴は表 5-2 のようなものであった（Wertz ら，1984）．これらは大きく 3 つの側面に分類することができる．まず，子音や母音といった分節レベルの障害

表 5-2　Darley による発語失行の特徴

1. 音韻性の誤りが主である：省略，置換，歪，付加，音韻の繰り返しなど．
2. 順向性（保続）の誤りや逆向性の誤りが見られる．
3. 構音位置や構音順序を努力しながら探索し，比較的近い音に誤る．
4. 誤り方が一貫性に乏しい．
5. 目標構音の複雑さに影響を受ける．
6. 目標構音の長さに影響を受ける．
7. 随意的発話では誤ることが多く，反射的あるいは自動的発話では正しく発音することが多いなどの乖離が見られる．
8. 復唱は特に困難である．
9. 自分の誤りに気づいてはいるが，それを予測したり修正したりはできないことが多い．
10. 自分の構音を意識的にモニターする結果，発話速度の低下，ピッチの平板化などプロソディの障害を生む．
11. 口腔顔面失行は多くの場合に合併する．

Wertz ら，1984 より

の特徴（表 5-2 の 1, 2, 3, 4, 5），つぎに分節を超えた超分節すなわちプロソディの障害の特徴（同 10），そしてその他の障害の特徴（同 7, 8, 11）である．

　しかし，彼らの研究には一つ大きな問題がある．すなわち彼らの発語失行の発話サンプルは主に Broca 失語からのものであり，彼らの発話サンプルには失語症状も含まれていることである．発語失行が常に Broca 失語にしか見られないのであれば致し方ないが，その場合は発語失行が失語とは独立した症状であるという Darley の主張自体が矛盾を生んでしまう．ところが，稀ではあるが，彼が考えたとおり失語症を伴わない発語失行がある．これは純粋発語失行などと呼ばれる．その発症率は Alajouannine（1956）によれば約 2％，Basso ら（1978）によれば 0.6％ と低い．他方，臨床で発語失行が主症状である患者の割合は Rosenbek ら（1978）によれば 12％，Duffy（1995）によれば 9％ と比較的多くなっている．これは当初失語症を合併したが，その後，発語失行のみが残ったものを加えた数値と考えられる．Darley らの挙げた発語失行の特徴のうち，どれが発語失行本来のもので，どれが失語症状によるものなのかを検討するには，純粋発語失行の発話サンプルの分析が不可欠である．

われわれ（紺野，1985）は純粋発語失行とWernicke失語，Broca失語，痙性麻痺性構音障害の構音検査を比較し，その特徴を分析した．その結果，音節数や母音の一致率では麻痺性構音障害，純粋発語失行，Broca失語，Wernicke失語の順に高く，Darleyが提唱したように，麻痺性構音障害とBroca失語の間に位置する障害であることが裏付けられた．また，Broca失語と純粋発語失行では，摩擦音などが破擦音や閉鎖音になるオーバーシューティング傾向が認められるなど，誤り方に共通の特徴が見られた．しかし，Darleyが発語失行の命名の根拠とした随意性と自動性の乖離は純粋発語失行では認められなかった．他方，Broca失語では乖離が見られる症例もあり，Broca失語の構音の異常は発語失行のみで説明できない部分もあることが示唆された．また，純粋発語失行でも単音よりも単語で誤りが増え，長さが構音に影響を与えることが確かめられた．

　また，われわれは音声学の専門家3人による詳細な音声表記（narrow description）を用いて純粋発語失行症例2例の発音の障害を分析した（杉下ら，1987）．その結果，純粋型ではDarleyらが主張するように"復唱がより困難"ということはなく，自発話と復唱で構音に差は認められなかった．また，自分の誤りに気づきそれを修正する傾向はむしろ比較的頻繁に認められた．Rosenbekら（Wertzら，1984）がまとめた詳細な発語失行の構音障害の特徴（表5-3）を見ると，われわれの結果と一致する点も多いが，破擦音は純粋型の場合はむしろ発音しやすい音であったり，簡単な音を難しい音に置換することはほとんどなく，むしろその逆が多いなど，異なる点も見られた．

　さらに，われわれ（紺野，1986）が純粋発語失行4例の症状を継時的に追ったところ，確かに発症当時は誤りタイプとしては置換が多かったが，回復とともに歪みが多くなり経過とともに変化することがわかった．なかでも呼気の遅れが目立った症例では初期には置換とともに省略（舌や唇の挙上があるのに呼気が遅れるために音にならず省略と聞こえる）が多く，その後置換優位，続いて歪み優位に変化するなど，個人差も見られることが示され

表 5-3　Rosenbek らによる発語失行の特徴

1. 誤りタイプのなかでは置換が最も頻繁である.
2. 弁別素性が1つ違う音への誤りが多い.
3. 構音位置の誤りが最も多く，ついで構音様式，有声無声，鼻音性の順となる.
4. 有性音の無声化がその逆よりも頻繁である.
5. 順向性の誤りが多い傾向である.
6. 複合子音の方が誤りやすい.
7. 歯茎音や両唇音がより構音しやすい.
8. 摩擦音や破擦音は他の音より誤りやすい.
9. 母音が子音より簡単な傾向がある.
10. 簡単な音を難しい音に置換することが多い.

Wertz ら，1984 より

た．このように，発語失行の誤りタイプは経過のどの時点で分析するかによって変化し，Darley や Rosenbek らが主張するように必ずしも常に"置換が最も顕著な誤りタイプ"とはいえないようである（表5-4）.

　プロソディの障害はその超分節要素という性質上，音響研究が中心となる．Danly ら（1979）は Broca 失語のプロソディの音響分析を行い，基本的なピッチパターンは保たれるが，発話の最後の音が伸張されるという音節長パターンは失われていることを報告し，また，Ryalls（1981）はピッチの変動幅が減少し"ピッチの平板化"が起こっていること，Kent and Rosenbek（1982，1983）は文尾のピッチの下降パターンは保たれるものの，音節間に不適切なポーズが入ること，また音の強弱の平板化が起きていることをそれぞれ見出した．

　われわれが Broca 失語と純粋発語失行でプロソディの音響分析を行ったところ（Konno ら，1984；Konno ら，1986），健常成人に比べ純粋発語失行と Broca 失語では"発話速度の低下""音節毎にポーズを入れたり，母音を引き伸ばす音節化構音が見られ"，その音節化構音の不規則性のために，"音節長の変動が大きい"特徴が見られた．また，全体的なピッチパターンは保たれるものの，ピッチの変動が少なく，"ピッチの平板化"が見られた．Danly ら（1979）が報告した発話最後の音節長の伸張は英語で特

表5-4　発語失行の特徴（純粋）

1. 構音器官の選択，構音位置，構音様式の誤り，声帯調節の誤り，構音器官の不必要な動きなど構音運動の異常が主で，音韻性の誤りが主ではない．
2. 誤り方が一貫性が乏しい．
3. 構音の複雑さに影響を受けるため日本語では構音の比較的簡単な母音よりも子音に誤りが多く，子音でも両唇音や/t//d//n/などの歯茎音が簡単な傾向がある．
4. 構音の長さに影響を受け，長いものほど誤りが多い．
5. 随意的発話と自動的発話に差がない．
6. 自発話，復唱，音読間で構音に差がない．
7. 音節化構音のため発話速度の低下，ピッチの平板化，非流暢な印象を生ずる．
8. 探索行動，発話開始の遅れ，音や音節の繰返しが見られる．
9. 口腔顔面失行は初期には合併することが多い．
10. 音の省略，置換，歪み，付加など誤りタイプや構音様式，位置，有声無声，鼻音性の誤り分類は個人差と回復過程により異なる傾向がある．

徴的な現象で，日本語では逆に文尾の音節長は短縮される傾向があるが，この短縮傾向は純粋発語失行でもBroca失語でも保たれていて興味深い．さらに，われわれ（紺野，1986）は"ピッチの平板化"が音節化構音による発話速度の低下に伴う二次的現象かどうかを調べるために，健常成人に音節化構音で話してもらい，そのピッチ変動を調べた．その結果，健常成人でも平板化が起こり，発語失行のピッチの平板化には音節化構音が一部に影響していることが確かめられた．したがって，発語失行のプロソディ異常は，続けてスムーズに構音することが困難になったために，音節毎に区切って話す音節化構音をひき起こし，これによる発話速度の低下とピッチの平板化が生じ，また，症状がやや改善してある部分はスムーズに構音できるようになると不規則な音節長の変動が生じるのであり，ピッチパターンや音節長パターンに一次的に障害を生ずるものではないと推測され，Darleyの説を裏付けた．

　発語失行が構音の障害である以上，構音運動自体を分析するのが最も望ましいわけであるが，構音は口唇以外は観察が困難である．そのため，発語失行の構音運動自体の研究は数が少ないが，その結果は聴覚的印象による分析や音響分析では得られない貴重な情報を提供している．Shankweilerら（1968）はBroca失

語2例の口唇と舌の構音中の筋電図を分析し，これらの筋が同時に収縮したことから運動が未分化であると推定した．

また，Itohら（1980）は発症後6年を経過した純粋発語失行例1例の構音をX線マイクロビームシステムで分析した．X線マイクロビームシステムは顎，口唇，舌，軟口蓋の動きを同時に観測でき，これに音声資料を加えることで喉頭の情報や構音の結果として生成された音の情報も得られる画期的な方法であった．その結果，軟口蓋の動きと残念ながら直接観察はできなかったものの前舌の動きのタイミングのズレが/n/の置換や歪みを生じさせている可能性が示された．

われわれ（紺野，1988）も同様の方法で純粋発語失行2例の構音を分析し，不必要な構音器官の挙上や構音器官間の運動開始のタイミングのズレが組み合わさり，同じ構音運動異常でも，ある時は正答に，ある時は置換，省略，付加，歪みと聞こえている可能性を認めた．この結果は発語失行の分析において，聴覚印象で音を正答，置換，省略，付加，歪みと分類する意味を考え直す必要があることを示唆している．そして，これはまた置換，省略，付加といった一見聴覚的には"音韻の誤り"と解釈されやすいものも，実はその構音運動を見ると歪みと同様の構音運動異常が見られるのであり（すなわち音韻レベルの誤りではない），Darleyらの主張であった発語失行では"音韻性の誤りが主である"に大きな疑問を投げかける．先に経過とともに誤りタイプが置換優位から歪み優位に変化すると述べたが，初期の発語失行の症状が粗大な運動異常から再学習を経て徐々に軽微なものに改善するであろうことを考えれば当然といえよう．

F．"外国なまり（foreign accent）"症候群と発語失行

Monrad-Krohn（1947）が外傷による脳損傷の後遺症として，"外国なまりの発話"となった症例を報告してから，これが独立した発話障害なのか発語失行の改善過程であるのかが論じられている（Blumstein，1987；Berthier，1991；中野，1996）．

われわれ（紺野，1990）は髄膜腫摘出後，"外国人みたいな話し

図 5-1
"外国人なまり症候群"の発話例．
「とりかえっこ」と言おうとしたが，e と ko の母音部が長くなりすぎ「とりかえーこー」となっている．
このように外国人によく見られる音節長の誤りが「外国人なまり」と感じられる一因と考えられる．

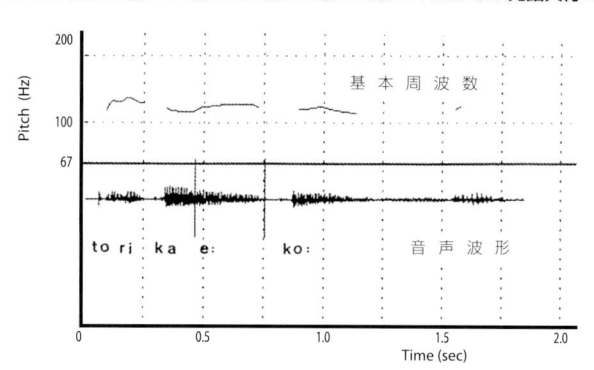

方になった"症例を経験し，その原因がどこにあるのかを音響分析で検討した．その結果，ポーズ（区切り）までの音節数が 4 音節前後と短く（健常平均は 9 音節前後）発話がぽつぽつ切れるような印象を与え，また音節長の制御がうまくできず，母音部が長くなりすぎて長音に聞こえたり（図 5-1），逆に長音が短くなったりした．同様の理由で促音も誤ることが多かった．日本語は拍言語であり，"生徒と瀬戸"，"瀬戸とセット"のように，音節長は意味の違いを生ずる重要な要因である．そして，往々にして拍言語を母国語としない外国人にとって最も難しい部分となり，"外国なまり"として残ることが多い．このような日本語の特徴が音節長の制御の不正確な本症例の発話が"外国人みたいな話し方"と評された原因と考えられた．この症状は発語失行でも見られるものであるが，他方，症例はピッチアクセント検査でも障害を示し，発語失行以外の障害も否定できなかった．なお，この症例の損傷部位は左第二および第三前頭回の皮質皮質下であった．

G．発語失行と流暢性評価

流暢性の評価は失語症のタイプ分類において昔から重要な役割を荷っている．その流暢性の評価法には Benson（1967）をはじめとしてさまざまなものがあるが，本邦で最もよく使われているのは SLTA とともに用いられる Goodglass and Kaplan のものと WAB の中に組み入れられている Kartez らのものであろう（第 1

章参照).前者はメロディ,句の長さ,構音能力,文法の複雑さ,錯語,喚語,聴覚的理解などがそれぞれ独立して評価され,そのプロフィールをもって流暢性を評価する.他方,後者は"まったく意味のある発話がない：0"から"正常な発話：10"までの症状記述による一本の評価であるが,要素としては発話の長さ,メロディ,文法,錯語などが組み入れられている.なかでも重要な役割をしているのが"内容に関わらず日本語に聞こえる枠組"としての"命題文"であるが,通常の"命題文"の意味からは離れて,日本語に聞こえる"プロソディ"を意味する.つまり,遠くで聞いて内容までは聞こえないが,あるいは早口で小声のため内容はつかめないが日本語だと判断する決め手になる部分である.また,流暢タイプ失語と非流暢タイプ失語を分ける要因として板山ら（1983）と波多野ら（1985）が共通して挙げているのが"プロソディ"の障害である.

　われわれ（紺野,1986）は,プロソディの3つの要素である音の長さ（持続時間）,高さ（ピッチ）,大きさ（強弱）のうち日本語においてより重要な持続時間とピッチが流暢性評価にどう影響を与えるかを調べた.

　まず,発語失行のプロソディの特徴である"発話速度の低下""音節毎にポーズを入れたり,母音を引き伸ばす音節化構音が見られる""音節長の変動が大きい""ピッチの平板化"などに基づいて正常な発話の音節長とピッチを変化させ,これらが"非流暢性"とそれに深く関わると思われた"努力性,単調性,速さ",そして総合評価である"異常性"評価への影響を見た.

　その結果,不要な無音区間すなわちポーズが文節（句）中に入ると非流暢性が増し,母音の引き伸ばしは速さの評価に最も影響を与えることが示唆された.また,ピッチの平板化は単調性に影響を与えるものの,ポーズや母音の引き伸ばしにより発話速度が遅くなった場合も単調性を増した.

　さらにわれわれ（紺野,1987）は,この結果を確認するために,顕著な発語失行の発話（図 5-2）の"繰返し,句中のポーズ,音節長配分,母音の引き伸ばし"などをそれぞれ減らしてい

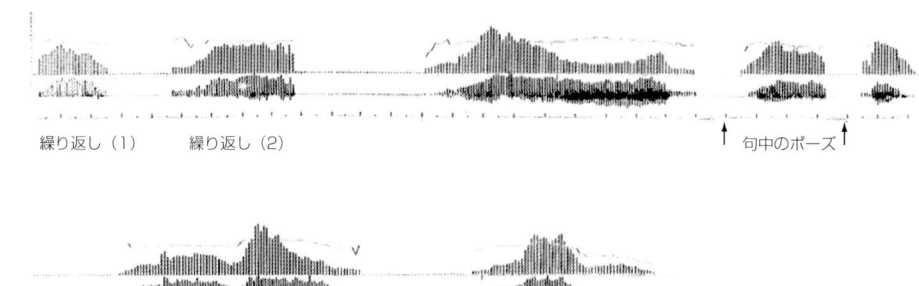

繰り返し（1）　　繰り返し（2）　　　　　　　　　　　　　　　　　　　　　　↑句中のポーズ↑

句間のポーズ（1）　　　　　句間のポーズ（2）

図 5-2
発語失行の発話例で基本周波数と音声波形が示されている．「八百屋でニラを見る」と言おうとして「や，やお，やお　や　で，にらを，みる」と，音節の繰り返しや通常は見られない句中（文節中）のポーズが認められる．

って，これが流暢性評価にどのように影響するかを調べた．その結果，確かに句中のポーズが非流暢性評価に最も大きな影響を及ぼしていることがわかった．また，先の実験ではなかった要素である"繰返し"も流暢性評価の中で大きな要因となっていることが示唆された（表 5-5）．

これらの結果は発語失行の症状が重ければ重いほどその発話は非流暢と判断され，したがって発語失行が非流暢性の大きな原因となっていることを示している．そして，WAB の流暢性尺度の 10 こそが"正常な発話"である以上，言語聴覚士にとってプロソディは患者の発話を改善する上で大切な側面であることはいうまでもない．

表 5-5　発語失行のプロソディ異常と流暢性評価

1. 文節（句）中のポーズ（無音区間）があるとより非流暢と感じる．
2. 母音の引き伸ばしがあるとより遅いと感じる．
3. 発話速度の低下とピッチの平板化があるとより単調と感じる．
4. 文節（句）中のポーズや繰返しをなくすと流暢性評価は向上する．

紺野，1986，1987 より

H. 発語失行と口腔顔面失行

"ほっぺたを膨らます"や"吹く"など，構音以外の構音器官の運動の障害に，口腔顔面失行がある．発語失行の定義同様，なすべきことが理解されていることと麻痺や失調などの運動障害や感覚障害によるものでないことが前提となっている．発語失行と口腔顔面失行は合併することが多いので，口腔顔面失行が発語失行の原因になっているとする説（Nathan, 1947；Denny-Brown, 1965）もあるが，それぞれ独立して生ずることもあり結論は出ていない．発語失行との因果関係はともかくとして，訓練にあたり"唇を閉じて"など構音運動の指示を口頭で行うことも多いので，口腔顔面失行の有無と症状の程度を調べておく必要がある．Johns and LaPointe ら（1976）は非言語性構音運動の中で最も難しいのは"咳をする""吹く""口笛を吹く"など呼気，喉頭，口腔の運動が一緒に関わる運動であるとしている．なお，口腔顔面失行の責任病巣は Tognola and Vignolo（1980）によれば前頭弁蓋，頭頂弁蓋，島前部などが挙げられている．

I. 発語失行の責任病巣

発語失行が Marie（1906）のいうアナルトリーと同じとすれば，いわゆる"レンズ核領域"が発語失行の責任病巣として最も早く提唱された部位となる．"レンズ核領域"は，レンズ核，島皮質とその間の白質を中心とした領域で，尾状核，内包，外包，前障などが含まれる．その後，Marie は大脳皮質では中心前回下部，第二および第三前頭回後縁でアナルトリーを起こすと加え，結果としてかなり広い領域が責任病巣ということになってしまった（大東，1982）．

Dejerine（1914）は，発症当初から発語失行を生ずる場合と Broca 失語から移行して発語失行に至る場合では病巣が少し異なるとしている．最初から発語失行である症例では Broca 領野から中心前回弁蓋部に至る皮質，皮質下領域であるのに対し，Broca

失語からの移行例ではこれに加えて中心後回弁蓋部から島に至る皮質，皮質下を責任病巣としている．

Lecours and Lhermitte（1976）は最初から発語失行である症例の剖検結果から，その責任病巣を左中心前回下部の皮質，皮質下に限局した．現在でも，この左中心前回下部の皮質，皮質下病変が最も有力視されている．しかし，レンズ核（Souques，1928）や内側梁下束と側脳室体部周辺の白質（Naeserら，1989）が重要であるとする説もある．

J．症状分析

鑑別診断の次には訓練に向けてのより詳しい検査を行う．まず全体評価であるが，これは主にインタビュー，会話等での自発話で評価することが多いが，失語を合併して喚語困難が著しく自発話が得難いなど，場合によっては復唱，音読で行うこともある．評価は発話明瞭度と異常度の2つの側面について行う．発話明瞭度は内容伝達度の評価で内容がすべて理解可能な "1" からまったく理解不可能の "5" までの5段階評価となっている．異常度は発話の自然性を評価するもので，正常の "0" から最重度の異常を示す "4" の5段階で評価する．これらの尺度は運動性構音障害の評価と同じものである．なお，この全体評価は訓練前の総合評価として用いられると同時に鑑別診断の際の評価としても有用であろう（表5-6）．

つぎに，より詳細な症状を検査するいわゆる "構音検査" を行う．目標音の長さで分ける "単音節検査"，"単語検査"，"文検査"，"文章検査" と，主に単語レベルで音環境の変化で構音がどのように影響されるかを見る "音環境検査" がある．患者のレベルに合わせて課題を選択するのはいうまでもないが，発語失行では上記のとおり "一貫性がない" という特徴があるので，たとえば "バナナ" であればこれを3回ほど繰返して発音してもらうと "一貫性" の側面を捉えることができる．

発話資料が揃ったらデータ分析に移る．分析は音節，単語，文などの正答率でみる "構音能力のレベル"，母音，両唇音，前

表 5-6　検査法と分析法

a) **全体評価（インタビュー，会話等での自発話，復唱，音読）**
　　発話明瞭度（内容伝達度）1 〜 5
　　異常度（自然度）0 〜 4

b) **構音検査**
　　単音節検査，単語検査，音環境検査，文検査，文章検査
　データ分析のポイント
　　1. 構音能力のレベル（音節，単語，文などの正答率）
　　2. 音の種類による難易（母音，両唇音，前舌音などの正答率）
　　3. 音の誤りの一貫性（3 回以上繰返した場合の）
　　4. 音の誤りの方向性
　　5. 長さの影響
　　6. 音の発話内における位置の影響
　　7. 調音結合による影響
　　8. 保続の有無
　　9. 探索行動の有無
　　10. 発話開始までの時間
　　11. 自己修正の有無とその結果
　　12. 自動性発話と意図性発話の相違

c) **プロソディ検査**
　　アクセント検査とイントネーション検査，自発話
　データ分析のポイント
　　1. ピッチアクセント障害の有無
　　2. 意味的イントネーション（疑問文と平叙文の対比）障害の有無
　　3. その他のピッチの障害（平板化など）の有無と程度
　　4. 音節化構音の有無と程度
　　5. ポーズの位置と頻度
　　6. 大きさの異常の有無と程度

d) **被刺激性の検査**
　　被刺激性の有無とその条件（再刺激や文字提示，口形提示，運動指示，視覚性フィードバック，斉唱等）

　舌音など音の種類別の正答率でみる"音の種類による難易"，3 回以上繰返した場合などの"音の誤りの一貫性"，"音の誤りの方向性"，"長さの影響"，"音の発話内における位置の影響"，"音環境による影響"，"保続の有無"，"探索行動の有無"，"発話開始までの時間""自己修正の有無とその結果"，"自動性発話と意図性発話の相違"などを中心として行う．さらに構音が改善するかどうか，するとすればどのような条件で改善しそうかを調べ

る被刺激性の検査で，再刺激や文字呈示，口形呈示，運動指示，視覚性フィードバック，斉唱等などを試してみる．これらの結果としてどのレベルから，どの音から，どの音環境から，どのような方法で訓練するかが得られるように努める．

　続いてプロソディを評価する．プロソディの評価には"雨"と"飴"などを正しく発音するアクセント検査と"疑問文"と"平叙文"の違いを正しく表現するイントネーション検査，そして自発話での評価が含まれる．データの分析は"ピッチアクセント障害の有無"，"意味的イントネーション（疑問文と平叙文の対比）障害の有無"，"その他のピッチの障害（平板化など）の有無と程度"，"音節化構音の有無と程度"，"ポーズの位置と頻度"，"大きさの異常の有無と程度"などについて行う．

　また，失語症がある場合は各モダリティの障害の種類と程度，知能などその他の高次脳機能障害の種類と程度を把握しておく必要がある．喚語困難が顕著であれば自発話や命名課題での検査は難しいし，聴理解に制限がある場合は復唱，読み障害があれば音読での検査は適当ではない．また，注意力や知能の著しい低下がある場合は検査の施行が困難になるであろうことは想像に難くない．

K．訓　練

　訓練には発症年齢，原因疾患，損傷部位などとともに，家庭環境，職場の状況，入院期間等々患者の総合的な情報の考慮が必要であることはいうまでもない．また発語失行の訓練には，失語症状の特徴と程度が大きく関わるのでこれを含めて訓練計画をたてるのが現実的である．たとえば構音は書字と並んで言語機能出力システム最後の部分に位置するので，重度の喚語困難があればいくら発語失行のみを訓練しても目標である自発話の改善には至らない．逆に，聴理解の訓練に目標語を繰返し復唱する方法で，復唱を通して構音の練習も兼ねることもできる（表5-7）.

　まずは訓練レベルを決める．重度の発語失行の初期では随意発声，発声持続が困難な場合がある．そのような場合はまず発声か

表 5-7　訓練の流れ

a) **訓練レベルの選択**

発声——母音——より簡単な子音＋母音（音節）——単語——文——文章
　　　　｜　　　　　　　　　　　　　　　　　　　　　　　　　　（プロソディ訓練も）
　　　　系列語，挨拶など慣用語，歌の併用
　　　　（自動性と随意性乖離がある場合）

b) **訓練方法**

重　度：　メロディックイントネーションセラピー（MIT）
　　　　　斉唱
　　　　　歌（発声）等

重中度：　口腔顔面失行が強い場合は随意的な非構音運動の併用も考える
　　　　　発声持続（意図的構音）
　　　　　口形強調提示による母音
　　　　　ハミングから/ma/など非構音運動の利用での音節，単語（短い）
　　　　　MIT 等

中等度：　系統的構音訓練（簡単な音から，短い音節から，簡単な調音結合から等）
　　　　　構音運動の説明や提示による理解，口形や口形図によるヒント提示
　　　　　触覚—運動感覚情報の強調
　　　　　視覚フィードバックの強調
　　　　　（鏡，エレクトロパラトグラフィー，ビジピッチ，発声発語訓練装置など）
　　　　　聴覚フィードバックの強調

軽　度：　言い難い調音結合の単語での訓練，文，文章での訓練．
　　　　　プロソディの訓練（より自然に：より速く，より長く，豊かなイントネーションで）
　　　　　テープレコーダーによる自己評価，自主学習
　　　　　復唱，音読から漫画説明や会話場面へ

ら始め，最も簡単な母音の単音節，簡単な子音と母音からなる音節，単語，文，文章へと移行するのが基本である．すなわち，簡単なものから複雑なものへ，短いものから長いものへである．しかし，患者によっては"ま"のような1音節よりも"まん"のような2音節の方が言いやすいこともあり，また重度の場合に"おはよう"などのイントネーションが豊かにできる慣用句なら何とか言えることもあるので，個々人に合わせて変化させる．重度の失語症と合併して，速やかな回復が望めないような場合は，必ず口頭言語以外の何らかの表出手段を確保しなければならない．

たとえば，"トイレ""水""暑い""痛い"など生活に最低限必要な言葉の絵（もし簡単な漢字の理解が良好であれば漢字もつける）や写真を使いやすく配置して，コミュニケーションボードやコミュニケーションノートを作る．その際，その使い方を患者本人だけでなく，家族や医療スタッフにも学んでもらうことを忘れてはいけない．できれば実生活でうまくコミュニケーションできるのを確認し，必要があれば皆で改良を加えたいものである．上手にコミュニケーションボードを使える状況になければ，発声と指差しを可能な限り使ってコミュニケーションすることに気づいてもらうのも一つである．どのような手段でもよいから，患者がコミュニケーション意欲を失わないようにすることが，この時期の大事な課題である．

　失語症がある場合は自動性と随意性の乖離が見られることがある．そのような場合は，自動性が働く系列語（曜日や数など）を利用することも訓練初期には考慮する．随意発声が困難な場合は歌などから始めてみるのもよい．挨拶などは毎日の生活で使えるもので，言えた喜びが突然襲った暗闇に射す一筋の希望の光となることもある．

　つぎに，発語失行の重症度に応じて訓練方法の例を考える．重度の場合は随意構音が著しく困難になっているので，イントネーションや歌のような超分節的要素の力を借りて構音，あるいは発声を実現する方法をとる．その訓練法としてメロディックイントネーションセラピー（MIT），歌，斉唱などが考えられる．重中度では随意構音の訓練を始める．口腔顔面失行が強い場合は"唇を閉じる"，"舌を挙上する"などの随意的な非構音運動の訓練も一緒に行うことで，構音の準備をする．しかし，非構音運動の訓練のみに終始せず，必ず構音に結び付けることを忘れてはならない．症状が重ければ重いほど般化は起き難いからである．発声も随意的にできるようにし，続いて持続時間も調節できるよう訓練する．また，構音では口形を強調して母音を言うことから始める．また，ハミングから/ma/に移行するなど非構音運動も試してみる．この段階では長さは1音節か2音節の短いものを目標に

する．動機づけの面からなるべく有意味語を用いる方がよい．単語レベルでのMITの利用も考える．この重度と重中度の訓練で気をつけなければならないのは，患者が随意的構音ができない状況での表出コミュニケーション手段の確保である．コミュニケーションボードやノート，簡単なサイン言語などの紹介と使用法の指導を家族や病院スタッフも含めて行わなければならない．

　中等度になると系統的構音訓練に入る．簡単な音からより複雑な音へ，短い音節から長い単語や文へ，簡単な調音結合からより言い難い調音結合へ，訓練をシステマティックに進める．その際，構音運動を説明したり実際に見せたりしてイメージを作り，これを思い出すヒントとして口形図を提示する．また，教示により触覚—運動感覚情報の強調を行って構音の定着を図る．さらに鏡，エレクトロパラトグラフィー，ビジピッチ，発声発語訓練装置などにより視覚的にフィードバックできるようにして，構音動作の精度を上げていくのも効果的である．しかし，患者によっては鏡を見ながら構音するという今までに学習していない行動に戸惑い，効果が望めない場合もあるので注意を要する．聴理解が良好であれば教示により聴覚フィードバックを強調するだけで効果がある場合もある．

　軽度の発語失行の場合では，文，文章での訓練が中心となる．この時点では明瞭度は良好で，問題はむしろ異常度の改善に絞られる．それにはより速く，より長く，豊かなイントネーションでの発話への訓練が必要となる．その際，不自然なプロソディの原因となりうる言い難い調音結合の訓練が効果的なこともある．訓練も，患者が家で行うことを中心にし，テープレコーダーによって自己評価できるよう指導し，これを月に数度，言語聴覚士がチェックして次の課題を選択するのが現実的である．課題は復唱，音読中心からより総合的，実際的な漫画説明や会話場面での訓練に焦点が移る．

L. 予　後

　予後については，原因疾患が何であるかに大きく左右されるのは当然のことであり，これを抜きにして論ずるのは難しいが，一般に純粋な発語失行の場合であれば損傷部位も小さく，純粋型がたいていの場合そうであるように，知能や他の合併障害は少ない．また，純粋な発語失行で発症している場合は回復も速やかで，発症年齢，原因疾患，損傷の大きさと部位にもよるが，数カ月以内に，プロソディの異常は残るものの文章レベルでの会話が可能となることも多い．

　したがって，社会復帰の確率も他に比べて高い．現に自験例でも若い患者は職場復帰をしている．また，脳血管障害の性質上，退職間近ないかすでに退職をした患者も多いが，職場復帰こそしないまでも，友の会や他の社会的活動に積極的に参加する人は多いようである．議論も十分可能なので，発言力もある．また，俳句や執筆を楽しむこともできる．冗談も楽しい．

　他方，急速な改善の後に残るプロソディの障害はきわめて緩やかな回復過程をとり，病前の状態までに戻ることは困難である．したがって，流暢な発話が必須となる職業や社会的活動は難しいと言わざるを得ない．

参考文献

第1章

櫻井靖久：機能的画像診断法（原理と応用）．失語症ハンドブック，濱中淑彦（監修），波多野和夫，藤田郁代（編），399-410．東京，金剛出版，1999．

辰巳格：ニューラル・ネットワーク入門—ネットワークは単語をどう読んでいるのか．失語症研究 20-3:222-233, 2000.

新見嘉兵衛：神経解剖学，朝倉書店，1976．

山鳥 重：ヒトはなぜことばを使えるか．東京，講談社，1998．

Anderson A, Phelps E: Lesions of the human amygdala impair enhanced perception of emotionaly salient events. Nature 411-17:305-309, 2001.

Benson F, Ardila A: Aphasia — A clinical perspective. New York, Oxford Univ Press, 1996.

Coltheart M: Deep dyslexia — a review of the syndrome. In Deep dyslexia. Coltheart M, et al (eds), 22-47. London, Routledge & Kegan Paul, 1980.

Crystal D（紺野加奈江ほか訳）：臨床言語学（Clinical Linguistics. Wien, Springer-Verlag, 1981）．西村書店，1993．

Damasio H, Grabowski J, et al: Neural basis for lexical rerieval. Nature 380:499-505,1996.

Goodglass H, Kaplan E: The assessment of aphasia and related disorders, 2nd ed. Philadelphia, Lea & Febiger, 1983.

Kay j, Lesser R, et al: Psycholinguistic assessments of language processing in aphasia (PALPA): an introduction. Aphasiology 10:159-215, 1996.

Mesulam MM: Principes of Behavioral and Cognitive Neurology, 2nd ed. New York, Oxford Univ Press, 2000.

Rasmussen T, Milner B: The role of early brain injury in determining lateralization of cerebral speech functions. Annals of the New York Academy of Sciences 299:355-369, 1977.

Tulving E, Kapur S, et al: Hemispheric encoding/retrieval asymmetry in episodic memory: positron emission tomography findings. Proc Natl Acad Sci USA 91:2016-2020, 1994.

Warburton E, Wise J, et al: Noun and verb retrieval by normal subjects. Studies with PET Brain 119:159-179, 1996.

第2章

石合純夫：高次神経機能障害．新興医学出版，1997．

井村恒郎：失語—日本語における特性．精神神経誌 47:196-218, 1943.

井村恒郎：失語の意味型—語義失語について．精神医学研究2, 292-303, みすず書房，1967．

岩田 誠：左側頭葉後下部と漢字の読み書き．失語症研究 8:146-152, 1988.

榎戸秀昭，倉知正佳：解説—超皮質性感覚失語について．神経心理学の源流 失語編—下．秋元波留夫ほか（編），89-113．東京，創造出版，1982．

濱中淑彦，大橋博司ほか：CT所見よりみた失語の類型学．神経研究進歩 28:1020-1031, 1984.

Alexander MP, Benson DF: The Aphasia and Related Disturbances. In Clinical Neurology, Joynt RJ (ed) Vol 1. Philadelphia, Lippincott, 1991.

Alexander Mp, Fischette MR, et al: Crossed Aphasia can be Mirror Image or Anomalous — case reports, review and hypothesis, Brain 112:953-973, 1989.

Benson DF, Ardila A: Aphasia. Oxford Univ Press, New York, 1996.

Damasio AR, Damasio H, et al: Aphasia with nonhemorrhagic lesions in the basal ganglia and internal capsule. Archives of Neurology 39:15-20, 1982.

Dejerine J（鳥居方策 訳）：異なる2種類の語盲に関する解剖病理学的ならびに臨床的研究への寄与．神経心理学の源流 失語編—上．秋元波留夫ほか（編）．331-354（Contribution á l'étude anatomopathologique des différentes variétés de cécité verbale. Comptes Rendus des Séances et Mémoires de la Société de Biologique 4:61-90, 1982）．東京，創造出版，1982．

Duffy JR, Petersen RC: Primary progressive aphasia. Aphasiology 6:1-16, 1992.

Geschwind N: Disconnexion syndromes in animals and man, I and II. Brain 88:237-294, 585-644, 1965.

Jenkins JJ, Jiménez-Pabón E, et al: Schuell's aphasia in adults. 2nd ed. Harper & Row Publishers, 1975.

Mesulam MM: Primary progressive aphasia — Differentation from Alzheimer's disease. Annals of Neurology 11:592-598, 1982.

Naeser MA, Alexander MP, et al: Aphasia with predominantly subcortical lesion sites. Archives of Neurology 39:2-14, 1982.

Soma Y, Sugishita M, et al: Lexical Agraphia in the Japanese Language — Pure Agraphia for Kanji due to Left Posteroinferior Temporal Lesions. Brain 112:1549-1561, 1989.

第3章

鹿島晴雄, 加藤元一郎：前頭葉機能検査—障害の形式評価法．神経進歩 37:93-110, 1993.

加藤伸司, 長谷川和夫ほか：改訂長谷川式簡易知能評価スケール（HDS-R）の作製．老年社会科学 14:91-99, 1991.

笹沼澄子, 綿森淑子, ほか：失語症の言語治療（付 鑑別診断検査・治療絵カード）．医学書院, 1978.

品川不二郎ほか：WAIS-R 日本版．日本文化科学社, 1981.

杉下守弘, 山崎久美子：日本版レーヴン色彩マトリックス検査．日本文化科学社, 1993.

竹内愛子, 中西之信, ほか：重度失語症検査．協同医書出版, 1997.

日本失語症学会編：高次視知覚検査．新興医学出版, 1998.

日本失語症学会編：標準高次動作性検査．新興医学出版, 1984.

標準失語症検査作製委員会（長谷川恒郎ほか）：標準失語症検査．鳳鳴堂書店, 1975.

福迫陽子, 伊藤元信, ほか：言語治療マニュアル．医歯薬出版, 1984.

藤田郁代, 三宅孝子：失語症構文検査改訂版 IIA．日本聴能言語士協会・失語症検査法委員会, 1984.

藤田郁代, 物井寿子, ほか：「失語症語彙検査」の開発．音声言語医学 42:179-202, 2000.

綿森淑子, 竹内愛子, ほか：実用コミュニケーション能力検査—CADL 検査．医歯薬出版, 1990.

Berg EA: A simple objective technique for measuring flexibility in thinking. J General Psychol 39:15-22, 1948.

Bever T: The Cognitive Basis for Linguistic Structures. In Cognition and Development of Language. Hayes JR (ed), New York, John Wiley and Sons, 1970.

Brookshire RH, Nicholas LE: Comprehension of and indirectly stated main ideas and details in discourse by brain-damaged and non-brain-damaged patients. Brain and Language 21:21-36, 1984.

Caramazza A, Hillis AE: Lexical organization of nouns and verbs in the brain. Nature 349:788-790, 1991.

De Renzi E, Faglionia P: Development of a shortened version of the Token Test. Cortex 14:41-49, 1978.

Folstein MF, Folstein SE, et al: "Mini-mental state", J Psychiatric Research 12:189-198, 1975.

Grant DA, Gerg EA: A behavioral analysisi of degree of impairment and ease of shifting to new responses in a Weigl-type card sorting problem. J Experimental Psychol 39:404-411, 1948.

Helm-Estabrooks N: Boston Assessment of Severe Aphasia (BASA) Manual. San Antonio, Special Press, 1989.

Holland A: Communicaitve Abilities in Daily Living — Manual. Austin, Texas, Pro-Ed, 1980.

Holland A: Language Disorders in Adults Recent Advances. San Diego, College-Hill Press, 1984.

Jones-Gotman M, Milner B: Design fluency — The invention of nonsense drawings after focal cortical lesions, Neuropsychologia 15:653-674, 1977.

Kay J, Lesser R, et al: Psycholinguistic assessments of language processing in aphasia (PALPA). Hove, Lawrence Erlbaum Associates Ltd, 1992.

Kertesz A: The Western Aphasia Battery. Grune & Stratton, New York, 1982.

Lezark MD: Neuropsychological Assessment, 2nd ed. New York, Oxford Univ Press, 1983.

Osterrieth PA: Le test de copie d'une figure complex — Contribution á l'étude de la perception et de la mémoire. Archives de Psychologie 30:286-356, 1944.

Raven JC: Advanced Progressive Matrices Sets I and II. London, HK Lewis, 1965.

Raven JC: Colored Progressive Matrices Sets A, Ab, B. London, HK Lewis, 1947.

Raven JC: Progressive Matrices — A Perceptual Test of Intellifence — Individual Form. London, HK Lewis, 1983.

Regard M, Strauss E: Children's production on verbal and non-verbal fluency tasks. Perceptual and Motor Skills 55:839-844, 1982.

Regard M: Cognitive rigidity and flexibility — A neuropsychological study. Unpublished Ph.D. dissertation, Univ of Victoria, British Colombia, 1981.

Rey A: L'Examen Clinique en Psychologie. Paris, Press universitaire de Frnace, 1964.

Rey A: L'examn psychologique dans les cas d'encephalopathie traumatique. Archives de Psychologie 28:286-340, 1941.

Riedel K, Studdert-Kennedy M: Extending formant transitions may not improve aphasic's perception of stop consonant place of articulation. Brain and Language 24:223-232, 1985.

Spellacy F, Spreen O: A short form of the Token Test. Cortex 5:390-397, 1969.

Spreen O, Benton AL: Neurosensory Center Comprehansive Examination for Aphasia (NCCEA)— Manual. Victoira, BC, Neuropsychology Laboratory, Univ of Victoria. 1977.

参考文献

Squire LR: Declarative and nondeclarative memory — Multiple brain systems supporting learning and memory. In Memory systems. Schacter DL, Tulving E (eds), 203-231. Cambridge MA, MIT Press, 1994.
Stroop JR: Studies of interference in serial verbal reaction. J Experimental Psychol 18:643-662, 1935.
Taylor EM: The appraisal of children with cerebral deficits. Cambridge, Harvard Univ Press, 1959.
Thurstone LL, Thurstone TG: Primary mental abilities, Revised. Chicago, Science Research Associates, 1962.
Tulving E: Episodic and semantic memory. In Organization of memory. Tulving E, Donaldson W (eds), 382-403. New York, Academic Press, 1972.
WAB 失語症検査作成委員会（杉下守弘ほか）：WAB 失語症検査 日本語版．医学書院，1986.
Wechsler D: WAIS manual. New York, the Psychological Corporation, 1955.
Wechsler D: WAIS-R manual. New York, the Psychological Corporation, 1981.
Wechsler D: Wechsler Memory Scale-Revised. New York, Psychological Corpration, 1987.

第 4 章

朝倉哲彦ほか：失語症全国実態調査報告．失語症研究 18(4):71-82，1998.
柏木あさ子，柏木敏弘：失語症患者の仮名の訓練について―漢字を利用した試み．音声言語医学 19:193-202，1978.
黒田洋一郎：脳の高次機能修復と再生のメカニズム．失語症研究 16(2):1-8，1996.
鈴木 勉，物井寿子ほか：失語症患者に対する仮名文字訓練法の開発―漢字 1 文字で表記する単音節語をキーワードとし，その意味想起にヒントを用いる方法．音声言語医学 31:159-171，1990.
藤田郁代：失語症の構文処理障害に対する治療計画．失語症研究 16:214-220，1996.
藤田郁代：失語症患者の構文産出力の回復メカニズム．失語症研究 9:237-244，1989.
物井寿子：ブローカタイプ（Schuell III 群）失語症患者の仮名文字訓練について―症例報告．聴覚言語障害 5:105-117，1976
物井敏子，辰巳 格：失語症のモーラ分解検査結果．音声言語医学 38:42-43，1997.
Brookshire RH: Speech pathology and the experimental analysis of behavior. J Speech Hear Disord 32:215, 1967.
Davis GA, Wilcox MJ: Incorporating parameters of natural conversatio in aphasia treatment. In Language intervention strategies in adult aphasia, Chapey R (ed), 169-193. Baltimore, Williams & Wilkins, 1981.
Jenkins JJ, Jiménez-Pabón E, et al: Schuell's aphasia in adults. 2nd ed. Harper & Row Publishers, 1975.
LaPointe LL: Base-10 programed stimulation — Task specification, scoring and plotiting performance in aphasia therapy. J Speech Hear Disord 42:90-105, 1977.
Luria AR: Traumatic Aphasia. Mouton, La Haye, 1970.
Rosenbek JC, Lapoine LL, et al: Aphasia — A clinical approach. Austin, Pro-Ed, 1989.
Schuell H, Jenkins J, et al: Aphasia in Adults. New York, Harper & Row, 1964.
Weigl E: Neuropsychology and Neurolinguistics. Selected Papers. Mouton, The Hague, 1981.
Weigle E: The phenomenon of tenmporary deblockingu in aphasia. Zeitschrift fur Phoniatrie und Kommuication 14:337-364, 1961.
Wepman JM: Recovery from Aphasia. New York, Ronald Press, 1951.

第 5 章

板山恵子，杉下守弘：流暢性評価尺度の検討．第 7 回日本神経心理学会，1983.
大東祥孝：純粋語唖について．神経心理学の源流 失語編―上．秋元波留夫ほか（編），220-268．東京，創造出版，1982.
紺野加奈江，杉下守弘：中枢性の構音障害検査作成に関する研究．聴能言語学研究（抄録集）2:75-76，1985.
紺野加奈江，杉下守弘：発語失行の言語治療．失語症研究 18:131-137，1988.
紺野加奈江，杉下守弘ほか：Apraxia of Speech における持続時間の流暢性評価への影響．電子通信学会技術報告研究 sp86-98:1-7，1987.
紺野加奈江，杉下守弘ほか：ブローカ失語のプロソディー障害の性質．第 10 回日本神経心理学会，1986.
紺野加奈江，杉下守弘ほか：プロソディー異常における持続時間長と F0 の影響．電子通信学会技術研究報告 sp86-4:25-32，1986.
紺野加奈江ほか：前頭葉損傷により顕著なプロソディー障害を呈した一例．第 14 回日本失語症学会，1990.
杉下守弘，紺野加奈江ほか：純粋語唖の二症例の音声学的分析．失語症研究 5:42-53，1987.
中野明子，塚原ユキほか：失語を伴わない Foreign Accent Syndrome 2 例の検討．神経心理学 12:2-7，1996.

参考文献

波多野和夫：失語における流暢性概念の再検討―ブローカ中枢の謎．大橋博司，浜中淑彦（編著），東京，金剛出版，1985．

Alajouannine Th: Verbal Realization in Aphasia. Brain 79:1-28, 1956.

Basso A, Taborelli A, et al: Dissociated disorders of speaking and writing in aphasia. J Neurol Neurosurg Psychiaty 41:556-563, 1978.

Benson F: Fluency in Aphasia ― Correlation with Radioactive Scan Localization. Cortex 3:373-394, 1967.

Berthier ML, et al: Behavioural and Anatomical Findins in Recovered and Non-recovered Patients. Aphasiology 5:129-147, 1991.

Blumstein SE, et al: On the Nature of the Foreign Accent Syndrome ― A Case Study. Brain and Language 31:215-244, 1987.

Danly M, de Villiers G, et al: The Control of Speech Prosody in Broca's Aphasia. In Speech Communication papers presented at the 97th Meeting of the Acoustic Society, 1979.

Dejerine J: Semiologie des Affections du Systeme Nerveux. Masson, Paris, 1914.

Denny-Boun D: Physiological Aspects of Disturbances of Speech. Australian J Experimental Biol Med Sci 43:455-474, 1965.

Duffy JR: Motor Speech Disorders ― Substrate, Sifferential Diagnosis and Management. Mosby, St Louis,1995.

Goodglass H, Kaplan E: The Assessment of Aphasia and Related Disorders. lea and Febiger, Philadelphia, 1972.

Itoh M, Sasanuma S, et al: Abnormal Articulatory Dynamics in a Patient with Apraxia of Speech ― X-ray Microbeam Observation. Brain and Language 11:66-75, 1980.

Johns DF, LaPointe LL: Neurogenic Disorders of Output Processing ― Apraxia of Speech, In Studies in Neurolinguistics 1, Whitaker H, et al (eds), New York, Academic Press, 1976.

Kartez A: The Western Aphasia Battery. New York, Grune and Stratton, 1982.

Kent RD, Rosenbek JC: Acoustic Patterns of Apraxia of Seech. J Speech Hearing Resersch 26:231-249,1983.

Kent RD, Rosenbek JC: Prosodic Disturbance and Neurologic Lesion. Brain and Language 15:259-291, 1982.

Konno K, Sugishita M, et al: Durational Aspect of Prosody in Broca's Aphasia. Annual Bulletin RILP 20:161-168, 1986.

Konno K, Sugishita M, et al: Prosody in Broca's Aphasia. Annual Bulletin RILP 18:167-177,1984.

Lecours AR, Lhermitte F: The "Pure Form" of the Phonetic Disintegration Syndrome (Pure Anarthria): Anatomoclinical Report of a Historical Case. Brain and Language 3:88-113, 1976.

Monrad-Krohn H: Dysprosody or Altered "Melody of Language". Brain 70:405-415, 1947.

Naeser M, Palumbo CL, et al: Severe Nonfluency in Aphasia ― Role of the Medial Subcallosal Fasciculus and Other White Matter Pathways in Revoveryof Spontaneous Speech. Brain 112:1-38, 1989.

Nathan PW: Facial Apraxia and Apraxic Dysarthria. Brain 70:449-478, 1947.

Rosenbek JC: Treating Apraxia of Speech. In Clinical Management of Sneurogenic Communicative Disorders, Johns DF (ed) , 191-241. Boston, Little Broun, 1978.

Ryalls JH: Motor Aphasia ― Acoustic Correlates of Phonetic Disintegration in Vowels. Neuropsychologia 19:365-374, 1981.

Shankweiler D, Harris KS, et al: Electromyographic Studies of Articulation in Ahasia. Archives of Physical Medicin and Rehabilitation 49:1-8, 1968.

Souques A: Quelques cas d'anathrie de Pierre Marie. Revue Neurologique 2:319-368, 1928.

Tognola G, Vignolo LA: Brain Lesions Associated with Oral Apraxia in Stroke Patients ― A Clinico-neuroradiological Investigation with the CT Scan. Neuropsychologia 18:257-272, 1980.

Wertz RT, Lapointe LL, et al: Apraxia of Speech in Adults ― The Disorder and Management. Orlando, Grune & Stratton, 1984.

索 引

あ
- アイコンタクト …………………………26
- 意味 ……………………………………23
- 意味性錯語 ……………………………31
- 意味性ジャルゴン ……………………32
- 意味性失読 ……………………………35
- インテーク面接 ………………………70
- ウィスコンシン カードソーティング テスト 132
- ウェルニッケ …………………………37
- 迂言 ……………………………………31
- エコラリア ………………………33, 50
- 音韻 ……………………………………21
- 音韻（あるいはモーラ）識別検査 …102
- 音韻性ジャルゴン ……………………32
- 音韻性錯語 ……………………………31
- 音韻性失書 ……………………………35
- 音韻性失読 ……………………………35
- 音韻（あるいはモーラ）弁別検査 …98
- 音韻・文字変換検査 …………………106
- 音環境検査 ……………………………181
- 音響 ……………………………………21

か
- 外国なまり ……………………………176
- 角回 ……………………………………14
- 拡大・代替コミュニケーション（AAC）…163
- 仮名単語書字検査 ……………………106
- 仮名一文字検査 ………………………106
- 仮名文字訓練法 ………………………160
- 環 Sylvius 言語野 ……………………14
- 環々 Sylvius 言語野 …………………14
- 感覚運動障害を伴う失語 ……………66
- 喚語障害 ………………………………31
- 緩徐進行性失語 ………………………63
- 観念運動失行 …………………………114
- 観念失行 ………………………………113
- 鑑別診断 ………………………………78
- 記憶 ……………………………………12
- 記憶障害 ………………………………115
- 基底核 …………………………………7
- 機能再編成法 …………………………150
- 急性期 …………………………………139
- キーワード法 …………………………160
- 空虚な発話 ……………………………43
- グループ訓練 …………………………164
- 痙性麻痺性構音障害 …………………170
- 形態失認 ………………………………111
- 原因疾患 ………………………………139
- 言語運用の訓練 ………………………162
- 言語野 …………………………………14
- 健忘症 …………………………………116
- 語彙 ……………………………………22
- 語彙項目 ………………………………22
- 語彙性失書 ……………………………35
- 語彙素 …………………………………22
- 語彙判断検査 …………………………104
- 行為 ……………………………………13
- 構音失行 ………………………………169
- 構音不能 ………………………………167
- 口腔顔面失行 …………………………180
- 交叉性失語 ……………………………63
- 構成失書 ………………………………112
- 構成障害 ………………………………112
- 後頭葉 …………………………………4
- 構文訓練 ………………………………154
- 交連線維 ………………………………5
- 語義失語 ………………………………48
- 呼称（喚語）訓練 ……………………153
- 語性錯語 ………………………………31
- 古典的分類 ……………………………37

コミュニケーション・ノート……………164	純粋失書……………………………………56
コミュニケーション・ボード……………164	純粋失読……………………………………58
コミュニケーションフィールド…………25	純粋発語失行………………………………61
孤立性失語…………………………………50	初回面接……………………………………70
語流暢検査………………………………123	書字の訓練………………………………154
混合型失語…………………………………46	触覚失認…………………………………111
	触覚性失認………………………………112

さ

再帰性発話…………………………………33	新造語………………………………………32
錯語…………………………………………31	新造語ジャルゴン…………………………32
錯書…………………………………………34	深層失書……………………………………35
錯読…………………………………………34	深層失読……………………………………34
錯文法………………………………………33	正書法………………………………………23
残語…………………………………………33	正書法（視覚性）錯読……………………35
散在症状を伴う失語………………………66	正書法失読…………………………………34
ジェスチャー再編成法…………………163	接近行動……………………………………46
視覚失語…………………………………109	全失語………………………………………44
視覚失認…………………………………108	線条体・内包失語…………………………52
―統覚型………………………………108	前頭葉…………………………………………2
―連合型………………………………108	相貌失認…………………………………109
視覚性処理障害を伴う失語………………66	側頭葉…………………………………………4
刺激促通法………………………………146	側頭葉後下部による文字言語障害………56
視床失語……………………………………52	素材失認…………………………………111
字性錯語……………………………………31	
肢節運動失行……………………………114	## た
持続する非流暢性を伴う失語……………66	多様式的連合野………………………………9
失行………………………………………113	単語の意味理解と想起検査……………104
実行機能……………………………………13	単語の把持力検査………………………106
失語症鑑別診断検査（老研版，DD検査）…86	単純失語……………………………………66
失語症語彙検査……………………………91	談話とコミュニケーションの評価……107
失語症構文検査……………………………96	地誌的失見当識…………………………110
実在語再帰性発話…………………………33	注意……………………………………………9
失読失書……………………………………54	中心前回……………………………………15
失文法………………………………………33	聴覚失認（広義）………………………111
失名詞失語…………………………………51	聴覚的音韻分析……………………………22
遮断除去法………………………………149	聴覚理解の訓練…………………………152
ジャルゴン…………………………………32	超皮質性運動失語…………………………49
重度失語症検査……………………………90	超皮質性感覚失語…………………………47
重度の構音障害…………………………168	超皮質性混合失語…………………………50
純粋運動失語……………………………169	治療計画…………………………………142
純粋語唖……………………………………61	デザイン流暢性検査……………………125
純粋語聾……………………………………59	伝導失語……………………………………46
	同時失認…………………………………110

投射線維 ……6
東大脳研式記銘力検査 ……119
頭頂葉 ……3
頭部 CT ……135
頭部外傷 ……64
トークンテスト ……94
トレールメイキングテスト ……130

な

内包・被殻失語症候群 ……52
日常コミュニケーション能力検査 ……89
ニューラル・ネットワーク ……19
認知 ……10
認知神経心理学的アプローチ ……151
認知神経心理学的モデル ……17

は

発語失行 ……167
発達性失語症 ……1
反響言語 ……33
半側空間無視 ……110
非可逆的失語 ……66
被殻・内包失語 ……53
皮質下性失語 ……52
皮質性構音障害 ……169
非定型的失語症候群 ……52
100 単語検査 ……104
標準高次視知覚検査 ……113
標準高次動作性検査 ……114
標準失語症検査 ……84
表層失書 ……35
表層失読 ……34
ブローカ ……37
プログラム学習法 ……144
プロソディの障害 ……174
ブロードマン ……8
文章レベルの検査 ……97
ベース 10 プログラム刺激法 ……146
変性疾患 ……64
補完現象 ……33, 50
保続 ……31
掘り下げ検査 ……87

ま

マッピング ……156
慢性期 ……139
右半球損傷 ……14
未分化ジャルゴン ……32
三宅式記銘力検査 ……119
無意味語再帰性発話 ……33
文字・音韻変換検査 ……106
文字識別検査 ……106
モーラ分解・音韻抽出検査 ……93

や・ら・わ

様式特異性連合野 ……9
読みの訓練 ……153

立体覚障害 ……111
リヒトハイム ……37
流暢性 ……28
レキシコン ……22
レファランス ……27
連合線維 ……5

話題の維持 ……27
話題の提案 ……27
話題の変換 ……27

Index

A
acoustics ········· 21
ahylognosia ········· 111
Alzheimer 病 ········· 64
amorphognosia ········· 111
anarthrie ········· 168
aphemie ········· 167
apraxia ········· 113
apraxia of speech ········· 167
astereognosia ········· 111

B
Benton 視覚記名検査 ········· 118
Broca ········· 37, 167
Broca 失語 ········· 40
Brodmann ········· 8

C
CADL ········· 89
cognitive neuropsychological model (CNP) ····· 17
completion phenomenon ········· 33
conduit d'approche ········· 46
consutoructional disability ········· 112
Creutzfeldt-Jakob 病 ········· 64

D
Darley ········· 168
Deblocking Technique ········· 149
Deep Agraphia ········· 35
Deep Alexia ········· 34
Deep Test ········· 87
Design Fluency ········· 125

E
echolalia ········· 33
empty speech ········· 43

F
fluency ········· 28

foreign accent ········· 176

G・I
generalized auditory agnosia ········· 111
ideational apraxia ········· 113
ideomotor apraxia ········· 114
informed consent ········· 70

J・K
jargon ········· 32
Kohs 立方体検査 ········· 134

L
lexeme ········· 22
Lexical Agraphia ········· 35
lexical item ········· 22
lexicon ········· 22
Lichtheim ········· 37
limb-kinetic apraxia ········· 114
literal paraphasia ········· 31
logorrher ········· 43

M
mapping ········· 156
Marie ········· 168
MRI ········· 135
mutism ········· 65

N
neologism ········· 32
neologistic jargon ········· 32

O
optic aphasia ········· 109
Orthographic Alexia ········· 34
orthography ········· 23

P

- PACE ··· 162
- palilalia ·· 65
- paraphasia ·· 31
- phonemic jargon ································ 32
- phonemic paraphasia ·························· 31
- Phonological Agraphia ······················· 35
- Phonological Alexia ··························· 35
- phonology ·· 21
- Pick 病 ··· 64
- press of speech ································· 43
- Promoting Aphasics' Communicative Effectiveness ··· 162
- prosopagnosia ·································· 109

R

- Raven 色彩マトリシス検査日本語版 ········ 133
- recurring utterances ··························· 33
- Rey の聴覚言語学習検査 ····················· 119
- Rey の複雑図形 ································ 117

S

- Schuell の失語症分類 ························· 66
- Semantic Alexia ································ 35
- semantic jargon ································ 32
- semantic paraphasia ·························· 31
- semantics ·· 23
- simultanagnosia ······························· 110
- SLTA ··· 84

- STA ··· 96
- Stimulus-Facilitaion Technique ············ 146
- Stroop テスト ·································· 127
- Surface Agraphia ······························ 35
- Surface Alexia ·································· 34

T・U・V

- topographical disorientation ················ 110
- Trail making Test (TMT) ·················· 130
- undifferenntiated jargon ······················ 32
- unilateral spatial neglect (USN) ·········· 110
- verbal paraphasia ······························ 31
- visual agnosia ································· 108

W・X

- WAB 失語症検査 ······························· 82
- Wechsler 記憶検査改訂版 ··················· 116
- Wechsler 成人知能検査改訂版 ·············· 133
- Wernicke ··· 37
- Wernicke-Lichtheim ··························· 17
- Wernicke 失語 ·································· 42
- Western Aphasia Battery ···················· 82
- WMS-R ··· 116
- word finding difficulty ······················· 31
- Word Fluency ································· 123
- X 線マイクロビームシステム ················ 176

著者略歴

紺野加奈江(こんの　かなえ)医学博士

1978.3	国際基督教大学教養学部言語学科　卒業
1981.5	南イリノイ大学聴覚言語障害学修士課程修了(Master of Science)
1983.7〜1991.3	東京都神経科学総合研究所リハビリテーション研究室
1989.11	医学博士取得(東京大学)
1993.4	福岡教育大学言語障害児教育学科非常勤講師
1995.4	宮城県中央児童相談所心理判定員
	東北大学医学部神経内科
1998.4	北里大学医療衛生学部リハビリテーション学科非常勤講師(言語聴覚療法)
2006.9	東北文化学園大学医療福祉学部リハビリテーション学科教授(言語聴覚学専攻)

・本書の複製権・翻訳権・上映権・譲渡権・公衆送信権(送信可能化権を含む)は、株式会社診断と治療社が保有します。

・ JCOPY 〈(社)出版者著作権管理機構 委託出版物〉
本書の無断複写は著作権法上での例外を除き禁じられています。
複写される場合は、そのつど事前に、(社)出版者著作権管理機構(電話 03-3513-6969、FAX 03-3513-6979、e-mail: info@jcopy.or.jp)の許諾を得てください。

・本書を無断で複製(複写・スキャン・デジタルデータ化を含みます)する行為は、著作権法上での限られた例外(「私的使用のための複製」など)を除き禁じられています。大学・病院・企業などにおいて内部的に業務上使用する目的で上記行為を行うことも、私的使用には該当せず違法です。また、私的使用のためであっても、代行業者等の第三者に依頼して上記行為を行うことは違法です。

失語症言語治療の基礎　診断法から治療理論まで　　ISBN978-4-7878-1158-5

2001年 9月20日	初版 第1刷発行	2008年 3月24日	第8刷発行
2002年 6月25日	第2刷発行	2009年 2月28日	第9刷発行
2003年 5月 1日	第3刷発行	2011年 8月 4日	第10刷発行
2004年 5月25日	第4刷発行	2013年 2月20日	第11刷発行
2005年 7月20日	第5刷発行	2014年 2月22日	第12刷発行
2006年 3月27日	第6刷発行	2016年 3月 1日	第13刷発行
2007年 2月28日	第7刷発行	2018年 2月15日	第14刷発行

著　者	紺野　加奈江
発行者	藤実　彰一
発行所	株式会社 診断と治療社
	東京都千代田区永田町2-14-2
	山王グランドビル4F(〒100-0014)
	TEL 03-3580-2750(編集)　03-3580-2770(営業)
	FAX 03-3580-2776
	E-mail：hen@shindan.co.jp(編集)
	eigyobu@shindan.co.jp(営業)
	http://www.shindan.co.jp/
印刷・製本	広研印刷株式会社
製　作	有限会社ヌンク(http://www.nunc-pub.com/)

©紺野加奈江, 2001, Printed in Japan　　　　　　　　　　　　　　　　　　　　　検印省略
落丁・乱丁本はお取替え致します。